中医泰斗专科专病丛书

# 中医泰斗 头痛眩晕 医案妙方

本书主编 李 青 徐莉娅 杨建宇

中原农民出版社
·郑州·

**图书在版编目(CIP)数据**

中医泰斗头痛眩晕医案妙方/李青,徐莉娅,杨建宇主编.—郑州:中原农民出版社,2018.4(2019.6重印)
(中医泰斗专科专病丛书)
ISBN 978-7-5542-1844-0

Ⅰ.①中… Ⅱ.①李… ②徐… ③杨…Ⅲ.①头痛—中医治疗法—医案—汇编—中国—现代 ②眩晕—中医治疗法—医案—汇编—中国—现代 Ⅳ.①R277.710.41 ②R255.305

中国版本图书馆 CIP 数据核字(2018)第 036460 号

中医泰斗头痛眩晕医案妙方
ZHONGYITAIDOU TOUTONGXUANYUN YI'AN MIAOFANG

**出版:**中原农民出版社

**地址:**河南省郑州市经五路 66 号　　　　**邮编:**450002

**网址:**http://www.zynm.com　　　　　**电话:**0371-65788655

**发行:**全国新华书店　　　　　　　　**传真:**0371-65751257

**承印:**河南承创印务有限公司

**投稿邮箱:**1093999369@qq.com

**交流 QQ:**1093999369

**邮购热线:**0371-65724566

**开本:**890mm×1240mm　　　　A5

**印张:**4.75

**字数:**126 千字

**版次:**2018 年 4 月第 1 版　　　　**印次:**2019 年 6 月第 3 次印刷

**书号:**ISBN 978-7-5542-1844-0　　　　**定价:**17.00 元

本书如有印装质量问题,由承印厂负责调换

# 内容提要

　　本书是从名老中医治疗头痛眩晕的医案中,精选治疗效果显著且能较好反映名老中医辨证论治的学术思想、心得等的医案妙方,每则医案都有诊疗心法要点,每方都列有组成、功效、主治。全书选案丰富,诊疗心法要点精确,药方精妙,全面反映了名老中医治疗头痛眩晕的辨治思想和用药经验。

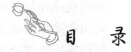

# 目 录

## 眩晕医案

## 张磊治疗精神性头痛验案 1 则

### 验案

某女。2011 年 8 月 7 日初诊。以"头痛 1 月余"为主诉就诊。现症见：前额、两颞胀痛，压之痛甚，伴见心烦易怒、胸胁苦闷、睡眠不宁、恶心欲呕、口苦，舌红苔黄，脉弦。西医诊断：精神性头痛。中医诊断：头痛，证属肝郁头痛。治宜疏郁、缓急止痛。给予小柴胡汤合芍药甘草汤加减。

处方：柴胡 10 克，黄芩 15 克，清半夏 10 克，太子参 15 克，甘草 15 克，生白芍 30 克，醋延胡索 15 克，川芎 20 克，白芷 20 克，葛根 20 克，薄荷 3 克（后下）。

3 剂而愈。

【诊疗心法要点】肝郁头痛，更年期女性多发，头痛部位可发生在前额、两颞、耳后，以胀痛为主，按之痛甚，伴见心烦易怒、胸胁苦闷、睡眠不宁、恶心欲呕、口苦，舌红，脉弦。病机为少阳之气不得疏泄，郁而内扰，气郁化火，上扰头目而引起头痛。因前额、两颞、耳后、胸胁乃为阳明、少阳经循行部位。《黄帝内经》指出："木郁达之，火郁发之。"方选小柴胡汤合芍药甘草汤加减为主，以小柴胡汤疏运枢机，透达郁热；芍药甘草汤取其酸甘化阴之用，缓急止痛之功；伍以引经佐使之品川芎、白芷、葛根，薄荷后下而透达郁热。（辛松根，2014 年第 4 期《中医研究》）

# 方和谦治疗精神性头痛验案 1 则

## 验案

王某,女,45 岁。2005 年 10 月 27 日初诊。曾患抑郁症,1 个月前因生气而引起头痛头胀,睡眠极差,每晚最多睡 1～2 小时;口流痰涎,大便软,纳可,心烦欲哭,左上肢麻木,四肢肌肉震颤。血压:125/90 毫米汞柱(1 毫米汞柱＝0.133 3 千帕),月经规律。曾在其他医院诊断为抑郁症,服用劳拉西泮,效果不理想;舌洁,脉弦缓。诊为头痛(抑郁症),肝郁气滞证。治宜疏肝行气。方拟和肝汤加减。

处方:当归 9 克,白芍 9 克,党参 9 克,北柴胡 9 克,茯苓 9 克,香附 9 克,炒白术 9 克,紫苏梗 6 克,大枣 4 枚,薄荷(后下)5 克,炙甘草 6 克,川芎 5 克,白菊花 10 克,钩藤 10 克,百合 12 克。10 剂,水煎服,每日 1 剂。服 3 天停 1 天。

复诊:药后患者头胀痛明显好转,四肢震颤消失,自觉咽中有痰,睡眠仍欠佳,表现为入睡难,耳痛,舌洁,脉平。继服前方加牡丹皮 10 克、蝉蜕 3 克。10 剂,水煎服,每日 1 剂。服 3 天停 1 天。

【诊疗心法要点】头痛(抑郁症)属肝郁气滞者,治以疏肝行气之法,可获良效。此为七情所伤,气机不利,肝失条达,经气壅阻,故疼痛多为胀痛。气郁化火,故烦躁易怒,心烦欲哭;肝郁化风则见四肢肌肉震颤;肝血不足,筋脉失养则见上肢麻木等肝郁气滞、气虚不得充养之证候。"不通则痛",故治疗以通为顺,使气血调畅,运行复常,则其痛自已。此患者之头痛因生气引起,故为七情所伤,肝气不利,经气壅阻所致之疼痛。方老用和肝汤加味治之。方中北柴胡、茯苓、香附、紫苏梗理气和肝;当归、白芍养血柔肝;白菊花、钩藤清热平肝。诸药配合疏肝气,降浊气,通络止痛。故一诊头痛好转,肝风得熄,震颤消失。二诊加入牡丹皮、蝉蜕清热宣散之药而奏效。此方谨守病机,达到事半功倍之效。(《当代名老中医典型医案

## 周仲瑛治疗偏头痛验案 2 则

**验案 1**

徐某,女,40 岁。2005 年 9 月 21 日初诊。罹患左侧偏头痛 10 余载,每月经潮前后必发,紧张、劳累、情绪激动亦诱发,疼痛发作时,持续 1 ~ 2 天方平,痛甚则欲吐,舌质暗、苔黄,脉细。辨证属血虚肝旺,内风上旋。治宜养血平肝,熄风化痰。

处方:天麻 10 克,蒺藜 10 克,川芎 10 克,菊花 10 克,蔓荆子 10 克,当归 10 克,生地黄 12 克,赤芍 10 克,苦丁茶 10 克,炙僵蚕 10 克,炙全蝎 5 克,石决明 30 克(先煎),桃仁 10 克,红花 6 克。每日 1 剂,水煎服。

连续服用上方 1 个月,头痛未再发作,本月经潮前后头痛亦未发作。

【诊疗心法要点】偏头痛因其具有疼痛暴作、痛势剧烈、反复发作、止如常人以及痛在一侧(或左或右)等特点,与风邪之善行而数变等致病特点相符,古代文献中常将此类头痛称为"头风",以与一般内伤头痛相别。本案中,周仲瑛教授除按辨证施用了当归、生地黄、赤芍滋阴养血柔肝,桃仁、红花活血通络药物之外,还应用了平肝熄风的天麻、蒺藜、石决明、菊花、蔓荆子、苦丁茶,以及熄风止痉的炙僵蚕、炙全蝎两味虫类药,以加强通络熄风之力。(陈四清,韩旭 2010 年第 5 期《湖南中医杂志》)

**验案 2**

孙某,女,62 岁。1999 年 10 月 20 日初诊。诉头痛月余,近来发作较频,多在午后或夜晚,痛在右侧头角,心烦耳鸣,平素喜荤食,舌苔薄、舌质暗,脉细弦。查血脂:总胆固醇 8. 12 毫摩尔/升,甘油三酯 1. 81 毫摩尔/升,低密度脂蛋白胆固醇 5. 25 毫摩尔/升。证属肾虚肝旺,痰瘀阻络。治宜滋肾养肝,熄风化痰,活血化瘀。

处方:天麻10克,蒺藜15克,菊花10克,枸杞子10克,制何首乌12克,制黄精12克,炙僵蚕10克,海藻12克,桑寄生15克,夏枯草10克,山楂15克,炙女贞子10克,墨旱莲10克。14剂,水煎服。

二诊:患者诉头痛缓解,发作次数亦减少,诸证皆有减轻。舌苔薄黄、舌质暗红,脉细弦。服药已效,守法继进。

处方:原方另加泽泻15克。7剂,水煎服。

三诊:头痛偶作,疼痛不显,余无特殊不适,原方7剂巩固治疗。后随访未有再发。

【诊疗心法要点】此患者年过六旬,头痛多在午后或夜晚,脉细弦,基本病理变化为肝肾阴阳失调而致"水不涵木,肾虚肝旺",在脏腑阴阳失调的基础上,阳亢与阴虚互为因果,加之平素喜荤食,故更易导致动风、生痰,病程日久则瘀象亦显,风、痰、瘀三者之间相互兼杂。故治在滋养肝肾的基础上,针对各病理因素分而治之。药用枸杞子、制何首乌、制黄精、桑寄生、炙女贞子、墨旱莲滋补肝肾治其本,泽泻利水泻热;天麻、蒺藜、菊花、夏枯草平肝熄风;海藻、炙僵蚕化痰,再伍以山楂活血化瘀。诸药合用,紧扣病机,故而效验。

治疗疑难头痛时,周仲瑛教授常多从肝论治,并注意其化火、生风、挟痰、挟瘀及挟毒的情况,在辨治中起到特殊的指导作用。周仲瑛教授认为,五脏中肝性喜条达,主疏泄,体阴而用阳,不受遏郁,易动而难静。且风依于木,气郁易于化火,肝阳还易化风,为眩、为晕、为麻、为痉、为颤、为类中;若下夺于肾,则可出现耳鸣、视糊之症。另外,情志郁结,气滞久则络瘀,气不布津还可液聚为痰,故有"诸病多自肝来"之说。故而,周仲瑛教授在治疗头痛的方剂中常用生牡蛎、珍珠母、炙鳖甲育阴潜阳;天麻、蒺藜平肝熄风;夏枯草、黄芩、山栀子、牡丹皮、泽泻、野菊花、苦丁茶、黄连等药清泻肝火;枸杞子、石斛、生地黄、熟地黄、玄参、知母、女贞子、墨旱莲等滋肾补肝,固充下元。在此基础上,周仲瑛教授再针对部分突出的临床表现进行加减化裁。若头痛剧烈,可加虫类搜风通络之品,如全蝎、僵蚕、地龙、蜈蚣等以通络定痛。虫类药为血肉有情之品,形胜于气,走窜善行,无处不到,性虽猛而效甚捷,必要时可权衡用之;头痛如锥如刺,属瘀重者,加炮穿山甲、抵当汤类药物破血行瘀;若伴肢体麻木,功能障碍者多加鸡血藤、片姜黄、川牛膝等化瘀通络,行气活血;痛甚呕吐者配用旋覆花、代赭石、橘皮、竹茹、法半夏等和中止呕。以上是周仲瑛教授在治疗头痛方中善用药对。周老曾言:"对药用之得当,临床疗效可显著提高。"从病机病理来看,头痛如为瘀血闭络者,用穿山甲、鬼箭羽活血开痹;头痛属肾亏肝旺者,用制何首乌、蒺藜益肾平肝;头痛乃痰瘀痹阻者,用炙僵蚕、生山楂化痰行瘀;头痛系虚风内动者,用生牡蛎、珍珠母潜镇熄风;头痛见内风窜络者,用明天麻、豨莶草祛风和络。从性味配伍来看,有同类相须的对药:白芷和炙僵蚕,二者祛风通络,走阳明而治风热头痛、齿病;川芎和白芷,川芎上行头目,为祛风活血止痛要药,白芷祛风止痛,引川芎而入阳明,治偏正头痛,反复久延不愈;天麻和川芎,天麻入肝熄风,缓肝而治肝虚风动之眩晕,川芎入血行气,血行则风熄而头痛平,二者共奏平熄肝风、定眩止痛之功,主治肝风上扰所致的眩晕头痛、肢体麻木等症。也有异类相使的对药:升降并用的大黄和川芎,川芎引药上行,大黄清热泻火,二者合用,清上部湿热火毒,治疮疡目赤、头眩头痛;寒热并治的石膏和细辛,细辛升散郁火,石膏清阳明胃热,二者合用,治阳明火热上攻、头痛齿痛;温清并调的白芷和黄芩,白芷祛风引黄芩上行以清头目,黄芩清肺热制白芷辛温香燥之性,二者合用,治风热之头额眉棱骨痛等。(石忠,朱垚,郭立中,等2010年第3期《福建中医药》)

## 贺普仁治疗偏头痛验案2则

**验案1**

某男,55岁。患者自述6天前突然右侧头痛,有跳动感,牵及耳根及颈部,遇风加重。舌质淡、苔薄白,两脉弦缓。辨证属外风侵袭,入客少阳经脉。治宜:祛风止痛。

处方:丝竹空透率谷、风池、合谷、列缺、翳风、听会,均针患侧,用泻法,留针20分钟。

复诊:针后头痛显著好转,仅于傍晚稍痛,肩颈尚觉不适,予前方加右绝骨,手法同前,再针痊愈。

## 验案2

某男,43岁。患者左侧头痛达11年之久,经治未愈,时轻时重,近1个月因工作劳累,痛势加重,连及左目胀痛,影响入寐,伴有耳鸣、眩晕,左侧半身麻木,知觉迟钝,纳食尚佳。舌苔薄白,脉细沉。辨证属劳心过度,气血暗耗,以致水不涵木,风邪乘虚入客少阳,引动肝风,上扰清窍。治宜疏风祛邪,通经止痛。

处方:丝竹空透率谷、风池、合谷、列缺、足临泣、翳风,均针患侧,俱用泻法,留针20分钟。

复诊:针后偏头痛未作,再以原方针2次,而易调理气血之法,再针2次获痊愈。此例获效较速是由于患者纳食尚佳,脾胃较健,气血易于调理,所受外风亦浅,故只针3次痛止,5次而愈。

【诊疗心法要点】贺普仁教授根据其丰富的临床经验将偏头痛分为三种证型,分别为外风侵袭、实热上扰、肝木乘土。治疗上以通经活络、疏风止痛为治疗各证的基本配方,选用丝竹空透率谷、合谷、列缺、足临泣,配用风池、绝骨等穴为一组。从穴位上可以看出本组各穴有宣通手足少阳、疏风止痛的作用。上述配方,不仅适用于外风证的偏头痛,也是虚弱证、实热证的基本方,后者只要适当配以健脾化痰、平肝泻火的穴位就可以取得较好疗效。虚弱证偏头痛,贺普仁教授常配以悬颅、颔厌、中脘、足三里或丰隆、气海并用。对实热证者,常配以丝竹空、内迎香(放血)、四神聪、行间等穴。贺普仁教授把"丝竹穴透率谷、合谷、列缺、足临泣"一组穴位作为治疗各种偏头痛的基本方,对各证偏头痛均获得一定的效果,通过实践证明以这组穴作为基本方是适宜的。尽管偏头痛的原始病因很多,但是一旦以偏头痛为主要表现时就或多或少地有外风侵袭的因素存在。因此,首用通经疏风的方法,以取得缓解疼痛的近期效果,然

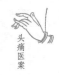

后再考虑治本的方法,也正体现了"急则治其标,缓则治其本"的精神。对手法要求上,贺普仁教授认为对此病,大多数患者只需针其患侧。使用疏风通经、平肝清热法时,各穴都要用泻法,头部诸穴多用捻转泻法,其他部位的穴位多用提插泻法。对远离病所之穴,如合谷、足临泣,则用较强手法,务使针感沿经放散到肢端或上行到躯干部,少数可直达病所。贺普仁教授认为感传越远,效果越好。但是,进行手法时必须避免给患者过于强烈的刺激,引起患者不适,要使患者在"酸、麻、胀"感后遗留下"轻快""舒适"之感。这就要求医生在针刺中,手法必须熟练,捻转必须圆滑,提插必须灵活。(李岩,周震 2007 年第 2 期《天津中医药》)

## 郭子光治疗血管神经性头痛验案 1 则

### 验案

吴某,女,16 岁。2005 年 4 月 24 日初诊。反复头痛 2 年,感冒或学习紧张时头痛加重。曾服中西药治疗,疗效不显。刻诊:头痛,胀痛刺痛,痛无休止,前额、两太阳穴均痛,舌红、苔薄白,脉细涩。辨证属风邪入络,脉络瘀阻。

处方:全蝎 10 克(水洗去盐),地龙 10 克,僵蚕 10 克,川芎 10 克,荆芥 10 克,防风 10 克,细辛 3 克,白芷 15 克,薄荷 15 克(后下),羌活 10 克。3 剂,水煎服,每日 1 剂。

服药 1 剂头痛大减,3 剂服完疼痛消失。随访至今,未见复发。

【诊疗心法要点】叶天士创"久病入络"说。其临床特点有 3 条:①病久顽固不愈;②痛处固定;③一般活血化瘀药治疗无效或效不显。郭老认为"久病入络"当从实论治,通则不痛,以通为补。本案患者头痛 2 年,时间长,痛在头部,固定不移,曾服药效不显,符合久病入络特点,故以郭老三虫汤加味来治疗。方中全蝎、地龙、僵蚕辛咸通络、止痛。现代研究证明:全蝎、地龙、水蛭等虫类通络药能降低周围血液循环中 5-羟色胺和组胺的含量,明显提高实验大鼠的痛阈和耐痛阈,显著地改善血流状态;川芎茶调散治头风痛,合三虫汤能祛风通络止痛。故患者服药1剂,则2年之头痛大减,3剂服完头痛若失。后以此方治疗多例头痛均获奇效。(谢巧珍 2006 年第 8 期《四川中医》)

# 孔光一治疗血管神经性头痛验案 1 则

## 验案

李某,女,40岁。1991 年 11 月 26 日初诊。患者以"头痛 5 年"为主诉就诊。诉头痛 5 年余,两侧及顶部明显,每于午后加重,伴有头晕目眩、恶心呕吐。CT 检查后拟诊为血管神经性头痛。多方治疗效果甚微。面色暗滞,四肢不温。舌淡苔薄,脉细弦尺弱。诊为头痛。证属风寒滞络,肝血失和。治宜疏肝活络,化痰散风。

处方:柴胡 10 克,赤芍 10 克,白芍 10 克,当归 10 克,半夏 10 克,细辛 2 克,陈皮 10 克,竹茹 10 克,天麻 8 克,僵蚕 10 克,全蝎 3 克,茯苓 15 克,吴茱萸 6 克,甘草 5 克。5 剂,每日 1 剂,水煎服。

二诊(1991 年 12 月 3 日):服上方 5 剂后头痛若失,仍肢凉、小便黄热。肝脉郁滞,日久化热,并有伤阴耗气之势。以上方为基础佐以清热益气养血药,巩固疗效。

处方:柴胡 10 克,赤芍 10 克,白芍 10 克,当归 10 克,半夏 10 克,白术 10 克,吴茱萸 6 克,甘草 6 克,竹茹 10 克,龙胆草 6 克,全蝎 3 克,酸枣仁 20 克,陈皮 8 克,茯苓 20 克。

【诊疗心法要点】本例患者素情志不畅,致使肝郁气滞,脾虚生痰,肝气夹痰上扰清窍则头痛。治当调和肝脾及胆胃,兼以祛风,一旦中的,又及时调补已伤之气阴,收到标本同治之功。此法适用于顽固性头痛,证属风寒滞络、肝血失和者。症见头痛,两侧及顶部明显,每于午后加重,伴有头晕目眩、恶心呕吐,面色暗滞,四末不温。舌淡苔薄,脉细弦尺弱。药用柴胡、当归、白芍疏肝柔肝,天麻、全蝎、僵蚕祛风通络;半夏、陈皮、竹茹化痰。(《中国现代名中医医案

精华》)

## 李士懋治疗血管神经性头痛验案 2 则

**验案 1**

李某,男,26 岁。2005 年 5 月 7 日初诊。主诉:头痛月余,阵跳痛,痛剧咧嘴,午痛著,心烦,咽痛,口干,便干,舌红、苔薄黄,脉沉弦滑躁数。辨证属郁火头痛。治宜清透郁火。方用升降散加味。

处方:僵蚕 12 克,蝉蜕 7 克、姜黄 9 克、桑叶 9 克,大黄 4 克,栀子 10 克,连翘 15 克,菊花 8 克、苦丁茶 8 克。7 剂,每日 1 剂,水煎服。

复诊(5 月 14 日):服上方后头痛止,脉转缓滑。

【诊疗心法要点】沉弦主气滞,躁数为火热内郁。李教授认为,郁火不得外达,必上攻、下迫、内窜。上攻则头痛、耳鸣、目赤、咽痛、口干、牙痛、咳喘、心悸、不寐等;下迫则下利、溲淋、腹痛、阴痛、经期超前、经期血多等;内窜则闭窍、神昏痉厥、动血等,变证丛生。治之,必给郁火以出路,总的原则是祛除壅塞,展布气机。气机调畅,热自透达而解。升降散,乃透达郁热之佳方。(张腾,王四平,张拴成,等 2011 年第 2 期《新中医》)

**验案 2**

马某,男,57 岁。2002 年 12 月 20 日初诊。患者 1990 年患脑梗死,经救治后基本恢复,仅下蹲时右下肢痛且软。近 20 天血压持续在 170/100 毫米汞柱左右,加大降压药(西药)量亦不效。现自觉头晕、头痛、项强、目胀、冒金花,小便不利,脉沉拘紧有力,舌淡暗。辨证属寒邪凝滞,血脉收引,血行瘀滞。治宜发汗散寒,以消寒凝。方宗葛根汤主之。

处方:葛根 15 克,麻黄 9 克,桂枝 10 克,芍药 10 克,生姜 6 片,炙甘草 8 克,大枣 6 枚。2 剂,水煎服。2 小时服 1 煎,温覆令汗。

得汗则停后服。

二诊(12月24日)：服药后得汗，头晕、头痛、项强等症已除，唯小便不利(前列腺肥大)。脉转弦缓，拘紧之象已减未除，舌淡暗，血压145/95毫米汞柱。继予散寒解痉熄风中药。

处方：葛根15克，麻黄6克，桂枝9克，防风10克，赤芍12克，白芍12克，桃仁12克，钩藤15克，地龙15克，全蝎10克，蜈蚣15条，怀牛膝15克，琥珀2克(分冲)。7剂，常法煎服。长期调理。

**【诊疗心法要点】**中医治疗高血压病的临床报道甚多，多从肝热、肝阳、痰热、阴虚、阳虚、阴阳两虚等立论，以汗法温阳散寒解痉治之者鲜见。此案并非新感，其脉沉拘紧，且无恶寒、汗出、身痛之表证，乃寒凝于里。纯属里证，何以汗之？因寒痹于里，故汗之以祛邪。高血压病可因外周血管痉挛、外周阻力增高而引发，此与寒凝血脉收引凝滞，出现脉弦紧拘滞的痉脉机制是相通的。散寒发汗，解除寒邪之凝滞，可由痉脉而转为舒缓，推想可降低外周血管阻力，从而降低血压。此案以葛根汤为主加减，温阳散寒解痉，更辅以发汗三条件：连续服药、啜热粥、温覆，令其汗出。汗后，寒凝解，经脉利，脉转缓，血压反可下降。惜未再诊，但亦可说明寒凝所致之高血压，汗法有一定效果。至于汗后的治疗，再随其病机的转变而变。方中蜈蚣、全蝎实为止痉散，用以熄风解痉，此痉非抽搐之痉证，乃指寒凝血脉痉挛之痉，二者病机相通。解痉则血脉舒缓，血压自可降低。二药剂量均为李士懋教授常用剂量，其中蜈蚣一味以生全蜈蚣入药，均从未见毒性反应。

葛根汤来源于《伤寒论》，由葛根、麻黄、桂枝、生姜、甘草、芍药、大枣组成，具有发汗解表、升津舒经的功效，原主治"太阳病，项背强，无汗，恶风"及"太阳与阳明合病，必自下利"。李教授不仅用葛根汤治疗太阳表实之经腧不利证，并将其应用于内科杂病，每获良效。试观葛根汤的组成，乃桂枝汤加麻黄、葛根。桂枝汤可调和营卫，燮理阴阳，表里证皆可用，临床用于里虚者更多，试观《金匮要略·血痹虚劳病》全篇八方，其中四方为桂枝汤衍生方，用以治疗众多虚证。因此里寒证用桂枝汤调其阴阳，通行营卫以驱寒外出，是完全可行的。再者,麻黄虽能发汗平喘、利水,表实者可用,里寒者亦可用之。因麻黄有解寒凝、宣通发越阳气之功,可将在里之寒邪发散于外而解。至于葛根,虽能解肌发汗治表证,但又能鼓胃气上行,升清阳,疏达经腧。故虽为里寒,葛根汤亦可用之。(吕淑静,王四平,吴中秋,等 2010 年第 9 期《江苏中医药》)

## 刘祖贻治疗血管神经性头痛验案 2 则

**验案 1**

刘某,女,31 岁。2004 年 6 月 15 日初诊。以"右侧头顶疼痛 1年"为主诉就诊。诉近 1 年来常右侧头顶疼痛,呈发作性掣痛、胀痛或刺痛,严重时头痛难忍,须服止痛药方可渐缓,伴头胀、烦躁、口苦咽干,头痛多反复发作,持续时间较短,无失眠多梦。查见头痛貌,急躁状,面红耳赤,舌偏红、苔黄,脉弦。脑血流图、脑电图等检查未见明显异常。西医诊断:偏头痛。中医诊断:头痛(风阳阻络)。治宜平肝潜阳,熄风通络。方用天麻钩藤饮加减。

处方:天麻 10 克,钩藤 15 克,山栀 10 克,黄芩 10 克,夜交藤 10克,川芎 6 克,石决明 30 克(先煎),决明子 30 克,益母草 10 克,全蝎 3 克(研末冲兑),甘草 5 克,生龙骨 30 克(先煎),生地黄 15 克。7 剂,水煎服,每日 1 剂。

二诊:服上方 3 剂后症状减轻,7 剂后头痛未作,头胀、烦躁、口苦咽干消除,舌偏红、苔薄黄,脉偏弦。原方续服 5 剂,水煎服,每日1 剂。

【诊疗心法要点】偏头痛在临床上十分常见,其发病与自主神经、血管舒缩功能、体液物质等因素有关,中医认为本病系由风邪、气郁、阳亢、痰浊、瘀血,或阴阳气血亏虚、脑络失养所致。刘祖贻老师认为,本病实证以风、痰、瘀为主;虚证以阴血亏虚为多,与肝、脾、肾关系最密切,尤其与肝脏关系最为亲密,如临床常见证型的肝阳上亢、肝气郁结、肝肾阴虚、瘀血阻络等证均与肝脏的疏泄条达功能失常有关。肝阳上亢是临床常见证型,采用天麻钩藤汤加减,酌情加用全蝎、僵蚕等虫类熄风药,龙骨、牡蛎等平肝潜阳药可以提高疗效。

### 验案2

邓某,男,46岁。2005年11月17日初诊。以"头痛反复发作3年"为主诉就诊。诉发作性头痛已3年,开始时以左侧头项为主,每1~2个月发作1次,以后出现双侧头痛,每月发作数次,严重时1周发作3~4次,常因生活中小事不遂心愿而发病,突发突止,每次持续半小时至数小时不等,为两侧头项部剧痛,呈锥钻或裂开感,十分痛苦。服普通止痛药疗效不佳,发作时伴头胀、心烦、头昏、胸胁闷胀、恶心纳差、寐差。既往无特殊病史,但心情压抑。就诊时见其抱头向壁,大汗淋漓,面色苍白,舌暗、舌下络脉青紫、苔白腻,脉弦。西医诊断:血管性头痛。中医诊断:风痰瘀阻型头痛。治宜祛风化痰,活血通络。方拟川芎茶调散合二陈、活络效灵丹加减。

处方:川芎10克,防风10克,薄荷6克,僵蚕10克,陈皮9克,法半夏10克,胆南星6克,全蝎3克(研兑),丹参15克,当归10克,乳香6克,白芍15克,甘草5克,夜交藤15克,赤灵芝15克,蔓荆子10克,郁金10克。7剂,水煎服,每日1剂。

二诊:服药后头痛已4天未作,查见舌淡、舌下络脉青紫、苔薄腻,脉弦。原方去蔓荆子、薄荷,续服7剂,水煎服,每日1剂。

三诊:头痛未作,诸证消除,纳食睡眠如常,舌暗淡、舌下络脉略显青紫、苔薄白,脉沉。上方去陈皮、法半夏、夜交藤,续服7剂,水煎服,每日1剂。

【诊疗心法要点】血管性头痛为临床常见之病,刘祖贻教授认为,其病突发突止,来去速疾,是为风象,因其痰瘀交结阻于脑络,故久久不愈;其头痛较剧,可伴有其他相关症状,未发病时也可没有任何症状。本病治法首重风、痰、瘀,即祛风化痰、活血止痛,在临床证候典型时自不必言,在证候不典型时,亦可采用此法治疗,根据风、痰、瘀的偏轻偏重酌情调整药物,并可加用虫类熄风通络药如全蝎、僵蚕等以增强疗效。刘祖贻教授再三叮嘱：本病有一定的诱因，注意小心避免，可减少发作。（《当代名老中医典型医案集——内科分册》）

## 龙运光治疗血管神经性头痛验案1则

### 验案

李某，女，45岁，农民。1981年3月12日初诊。诉头痛绵绵，劳累后加剧，反复发作10余年。10多年前发生头痛，曾服用西药及中草药等治疗，屡治不愈。近来头痛发作更加频繁，每于劳累后加重。来诊时症见：头痛绵绵，伴见畏寒肢冷，神疲乏力，少气懒言，心悸气短，纳食欠佳，舌淡、边有齿痕、苔白，脉沉细无力。此乃脾虚中气不足，清阳之气不升所致。治宜健脾益气，升举清阳。方用补中益气汤加味。

处方：潞党参15克，炙黄芪20克，焦白术10克，当归10克，炙甘草8克，陈皮9克，升麻6克，柴胡6克，干姜9克，怀山药15克，川芎9克，蔓荆子9克，细辛4克，砂仁5克，大枣5枚。

上方服5剂，头痛、体倦乏力减轻，纳食有增。药已奏效，续服原方15剂，随访至今未见复发。

【诊疗心法要点】头痛一症，有外感、内伤之分，病因颇复杂。《景岳全书·头痛》云："凡诊头痛者，当先审久暂，次辨表里。盖暂痛者，必因邪气；久痛者，必兼元气。"今患者头痛绵绵10数年，外无表邪及外伤病史可查，里无肝火内热之征，而以缠绵不解，劳累加重，并伴心悸气短，神疲乏力，少气懒言，且舌淡齿痕，脉沉细无力，显是脾虚中气不足、清阳不升、清空失其所养而致。盖劳则气耗，故其劳累后其痛加重，此为气虚头痛之特征。《临证指南医案·头痛》邹时秉按云："故头痛一症，皆由清阳不升，火风乘虚上入所致"，《兰室秘藏·头痛门》也指出："血虚头痛，当归、川芎为主；气虚头痛，人参、黄芪为主；气血俱虚头痛，调中益气汤加川芎、蔓荆子、细

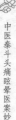

辛,其效如神。"故本例用补中益气汤升举清阳以治其本,用细辛汤温散风寒以治其标,加干姜、怀山药、砂仁者,取其温中健脾,以增强益气之功。川芎上行巅顶,祛风止痛,为止头痛之圣药。故诸药合用,取效甚捷。(龙运光 1990 第 4 期《贵阳中医学院学报》)

## 路志正治疗血管神经性头痛验案 3 则

### 验案 1

张某,男,43 岁。1977 年 5 月 20 日初诊。头痛历时 13 年,1973 年以来病情加重。每日晨起七时发作,自颈项上行过巅顶至前额发胀疼痛,颈项活动受限,至夜间 21 时虽不服药痛亦自止。平素喜静,视物不清,神疲体倦,纳差,肢冷,腰酸背痛,夜寐多梦易醒。曾经多法治疗罔效。舌质淡,脉虚弱无力。《素问·五脏生成篇》曰:"头痛巅疾,下虚上实,过在足少阴,巨阳,甚则入肾。"综观脉症,本病当责之脾肾阳虚。拟投温阳通络饮,图治其本。

处方:太子参、炙黄芪、熟地黄各 15 克,炒白术、菟丝子、怀山药、当归各 12 克,川芎 9 克,川附片 6 克(先煎),细辛 3 克,蜈蚣 3 条。每日 1 剂,水煎服。

5 剂药后巅顶疼痛缓解,余证如故。上方加丹参 15 克、僵蚕 9 克,再进 5 剂。其后又经 4 次诊治,诸证减轻,疗效满意。宗上方略有加减,调治 2 个月,头痛病疾得愈。

【诊疗心法要点】脾肾阳虚头痛的特点是头痛绵绵,晨起较重,兼见四肢不温,气短自汗,腰背酸痛,神疲肢倦,大便溏薄,食欲不振,舌质淡、苔薄白,脉虚弱无力,尺细弱。素体阳虚,或病久体衰者多发此证。肾寓元阳,有温煦脏腑之能。肾阳不足,脾失温煦,以致脾肾阳虚,阳气不能上达清窍,因而头痛绵绵。《灵枢·卫气行》有:"平旦阴尽,阳气出于目,目张则气上行于头。"由于脾肾虚弱,阳气虽能应时运行,而浊阴翳蔽,上注无力,故晨起头痛较重。本证之治,法当健脾温肾,佐以通络宣阳,常用自拟温阳通络饮(党参、黄芪、炒白术、怀山药、附片、细辛、菟丝子、熟地黄、当归、川芎、蜈蚣）治之。

温阳通络饮乃路老治疗脾肾阳虚头痛之常用方。方中取太子参、炙黄芪、炒白术以健脾气；用川附片、菟丝子、细辛以温肾阳。相互配合，共收补气温阳之功。据据《黄帝内经》"气归精，精化为气"精气互根的理论，从阴中求阳，加当归、熟地黄养血滋阴，峻补精血以增进上两组药物的效力。当阳气虚衰，不能上注，独阴翳蔽，阻滞脑络，细辛能散阴寒，为治少阴头痛专药。《临证指南》："如阳虚浊邪阻塞，气血瘀痹而为头痛者，用虫蚁搜逐血络，宣通阳气。"又加善行走窜之蜈蚣，以通滞活络。

## 验案2

施某，女，46岁。1974年6月14日初诊。患原发性高血压病4年，时轻时重，血压(140～170)/(90～110)毫米汞柱。因对降压药过敏而服中药，效不显。近年来渐感全头空痛不适，时而头重目眩，腰膝酸软，精神萎靡，记忆减退，五心烦热，食欲不振，舌红少津、苔薄微黄，脉弦细小数。投二至首乌汤以滋养肝肾。

处方：女贞子、墨旱莲、何首乌各12克，桑寄生15克，枸杞子、菟丝子、怀牛膝、钩藤、炒白术、炒麦芽各9克。

6剂药后，五心烦热明显好转，头痛头晕减轻，偶有泛恶。原方加竹茹9克。续服6剂，眠佳食增，头痛减轻，唯清晨咽干，仍有泛恶。再进上方，6剂药尽，头痛止，眠佳，血压150/90毫米汞柱。上方去竹茹、炒麦芽。嘱服1个月，巩固疗效。

【诊疗心法要点】肝肾阴虚头痛的特点是全头空痛闷痛，绵绵不已，兼见头目昏眩，耳鸣，盗汗失眠，遗精带下，五心烦热，腰膝酸软或肢体震颤，舌红少津、苔薄，脉弦细数，尺沉弱。此证多见于壮年体衰或年迈患者。由于经年操劳，久伐肝肾，或素日调摄失宜，忧思郁怒，房事不节，渐致肝肾阴虚。脑为髓之海，其主在肾，肾虚不能荣养清灵之府，故头脑空痛不已。肝体阴而用阳，全赖肾阴涵养，肾阴亏损，水不涵木，肝阳略有偏亢而上冲于头，故全头闷痛绵绵。肝

15

肾乙癸同源,精血亏耗以致肝肾阴虚,故宗滋养肝肾之法,自拟二至首乌汤(女贞子、墨旱莲、何首乌、枸杞子、怀牛膝、桑寄生、菟丝子、钩藤、炒白术、炒麦芽)治之。墨旱莲、何首乌、枸杞子、怀牛膝、桑寄生等药以滋补肝肾。张景岳云:"善补阴者,必阳中求阴,则阴得阳升而泉源不竭。"故配菟丝子既能补阴,又能助阳,助阳而不燥,补阴而不腻。然阴虚之体,肝肾本亏,水不涵木,肝阳略有偏颇,故加钩藤以平肝阳。上类药物阴柔者居多,有助湿碍脾之嫌,故配炒白术、炒麦芽以防其滋腻,互相配合,治肝肾阴虚所致之头痛颇为合拍。(路志正、李玉玲 1985 年第 12 期《辽宁中医杂志》)

### 验案 3

张某,女,26 岁。1996 年 11 月 1 日初诊。患者 1 个月前因生气出现头痛,自后颈部攻顶作痛,以两侧太阳穴及巅顶为甚,伴恶心欲呕,失眠健忘,倦怠乏力,右下肢膝关节以下凉痛。进一步询问方知月事时有提前、量中等,有白带近 1 个月、量多色黄、臭秽难闻。舌尖红、苔薄黄,脉弦滑。辨证为清阳不升、湿热下注所致之头痛、带下病。予健脾升阳、除湿止带之法。方选完带汤合《医学心悟》之草薢分清饮加减。

处方:炒荆芥穗 6 克,当归 10 克,川芎 10 克,夏枯草 15 克,炒苍术 10 克,炒白术 10 克,土茯苓 10 克,炒山药 15 克,黄柏 6 克,生龙骨 20 克(先下),生牡蛎 20 克(先下),草薢 12 克,车前子 12 克(包煎),醋香附 10 克,陈皮 10 克。6 剂,每日 1 剂,水煎服。

药后头痛减轻,睡眠较前明显改善,唯深呼吸时感头痛、颈痛,右下肢仍凉痛,带下色黄而臭秽之气味减轻。上方去醋香附、陈皮,黄柏用量加到 10 克,车前子改为 15 克(布包),另加鸡冠花 15 克、桑寄生 15 克以加强除湿止带之力,复进 14 剂,带下止,头痛愈。

【诊疗心法要点】本案路老从"重升降,畅气机为先"治疗头痛。脾胃居中焦,脾气主升,胃气主降,为人体气机升降之枢纽,升降有序,气机调畅,人即安康;如当升不升,当降不降,甚或升降悖逆,诸证丛生。因此调理脾胃非常重视升降药物的运用,常以羌活、防风、升麻、柴胡、荷叶、荷梗、葛根合健脾益气之品以升脾阳；而用陈皮、半夏、枳实、厚朴花、旋覆花等以降胃气；胃阴不足者，宜加麦冬、百合、山药、石斛等，以甘凉濡润，清养胃阴；藿香、紫苏梗有芳香化湿、悦脾和胃、升清降浊之功，亦常选用；若兼便秘者，酌加少量大黄，冀其腑气一通，浊气自降。肺主一身之气，有宣发肃降功能，肺的功能如何，对脾胃有直接的影响。肺气宣发，则脾气能升，肺气清肃，胃气才能顺降，糟粕才能排出体外，故临证又常选加杏仁、枇杷叶、桔梗、紫苏子、紫苏梗等肃肺降气之品。其次，肝与脾胃关系密切，肝主疏泄，脾胃的升降、运化有赖于肝气的疏泄，肝的功能正常，疏泄调畅，则脾胃升降适度，运化自健，即"土得木而达"是也。因此，在调理脾胃的同时，少加调肝之品，以防横逆犯胃，土壅木郁，实寓景岳之"治五脏以安脾胃"之意。调肝常选柴胡、醋香附、醋莪术、绿萼梅、香橼皮等性味平和、微辛流动之味，疏肝而不伤阴，理气而不破气、耗气；若久病入络，则宜佐旋覆花、橘络、当归须、泽兰、醋延胡索、玫瑰花、丹参、白芍、红花等，以活血通络。（刘宗莲、董华1998年第5期《北京中医药大学学报》）

## 孟景春治疗血管神经性头痛验案2则

### 验案1

顾某，女，37岁。2010年12月22日初诊。患者偏头痛数年，每于经行时作，或左或右，大便2～3日1行、质干难解，夜寐欠安，舌质淡有紫气、苔薄白，脉弦细。辨证属肝血不足，肝气失疏。治宜柔肝养血，缓急止痛。

处方：炒白芍12克，炙甘草6克，当归10克，郁李仁10克（打），香白芷6克，细柴胡6克，柏子仁10克，炒川芎15克，蒺藜12克，生麦芽20克。14剂，每日1剂，水煎服。

二诊（2011年1月5日）：诉1周前经行，头痛较前大减，大便1日1行，夜寐转安。原方加制香附10克，改生麦芽为炒谷芽20克、炒麦芽 20 克。继服 21 剂,巩固疗效。1 个月后追访,头痛未发。

【诊疗心法要点】本例偏头痛每于经行时作,经行则肝血亏虚,肝阴不足,髓海失养,不荣则痛。肝主疏泄,性喜条达,肝气失疏,气机郁滞,不通则痛。气机不畅,则血行受阻,瘀血内生,故而舌有紫气。大便干结,因肝阴肝血不足,肠道失濡所致;阴血不足,心神失养,则夜寐难安。方中重用炒白芍、炙甘草,取其酸甘化阴,养血柔肝,缓急止痛;细柴胡、生麦芽、炒川芎、当归行气疏肝止痛;香白芷、蒺藜均为止头痛要药。加郁李仁润肠通便,柏子仁养心安神。复诊时诉经行头痛已明显改善,效不更方,加香附加强疏肝,炒谷芽、炒麦芽顾护脾胃。(陆嫄,刘涛 2011 年第 11 期《江西中医药》)

### 验案 2

朱某,女,17 岁。巅顶头痛 1 年余。始在当地治疗,经西医院脑电图、脑血流图检查,无异常发现,遍服中西药,终鲜效果。巅顶疼痛系阵发性,除疼痛外更有胀重感,不痛时亦胀,痛剧时泛吐清水与黏痰,痰涎吐出后,胀痛之势即稍缓;平时性躁,情绪易于激动。舌质两边红赤、苔白滑、根部腻,脉弦滑。证属肝火内郁,肝气上逆挟痰饮上扰。治宜养阴柔肝,清泻肝火,兼化饮邪。

处方:生杭白芍 12 克,清炙甘草 5 克,牡丹皮 10 克,蒺藜 12 克,甘菊花 10 克,钩藤 12 克,赤茯苓 12 克,白茯苓 12 克,泽泻 15 克,法半夏 10 克,藁本 10 克。5 剂。

二诊:服上药后,5 天内巅顶痛仅发 2 次,每次约半小时,痛势亦缓。药已中病,以上方去钩藤,再加制何首乌 16 克、稽豆衣 10 克,补肾阴,取滋水涵木之意,实亦加强柔肝作用。

三诊:服上方 5 剂后,头痛已经控制,舌边红赤已转淡,性躁易怒已平。为杜水饮之再生,于原方中去清炙甘草,加生白术 10 克、生薏苡仁 12 克以健脾渗湿,最后以处方的 10 倍量改为丸剂,以巩固疗效。

【诊疗心法要点】本例中患者以前曾多次服用镇肝熄风剂以及吴茱萸汤加味治疗。窃思此等治疗方法,亦是有其理论根据的,以巅顶部属足厥阴经,头为诸阳之会,唯风可到,故用镇肝熄风之剂,其用吴茱萸加味亦是从足厥阴肝经论治的,且见呕吐涎沫,断其为寒饮客于厥阴,宗《金匮要略》干呕,吐涎沫,头痛者,吴茱萸汤主之之旨。但何以治而无效?谅系镇肝熄风虽能镇潜肝阳,但不能清泻肝火,且未顾及饮邪;用吴茱萸汤加味而不效者,以吴茱萸虽入肝经,但辛苦大热属温肝之品,用于肝火内郁、肝气上逆者不体,且其中生姜、大枣虽能止呕和胃,但亦偏温热,由于吴茱萸汤的温热加重了肝火,肝气上逆之势不解,故虽能化饮,亦治之无功也。若本证只从其巅顶痛,吐涎沫,而不注意其平素性躁易怒;只观其舌苔白滑,而忽视其舌质之两侧红赤;只听其诉清水而忽略其清水中还有黏痰;只问其呕吐清水痰涎而不问及吐后有头痛胀缓感等,则会将肝火内郁、肝气上逆之主要病机忽略,或抓住了肝火内郁、肝气上逆而未及痰饮。《黄帝内经》说:"必伏其所主而先其所因。"在治则中则有"有取本而得者,有取标而得者,有取标本而得者"。此证在治疗上采取了既分主次,又用兼治者,亦师其意也。(孟景春1984年第2期《广西中医药》)

## 裘沛然治疗血管神经性头痛验案2则

### 验案1

余某,女,43岁。1983年5月8日初诊。头痛10年,近年来发作加剧。以往每年2~3个月头痛发作1次,近年来发作较前转频,发作时视力模糊,不欲睁眼,时有泛恶,面目虚浮,胸闷烦躁,精神恍惚,每次发作均须送急症处理,外院诊断"血管性头痛""神经官能症""中枢神经紊乱"。苔薄白,脉沉细。此为肝阳上亢,痰湿阻于经络,气血运行不畅。治宜益气活血,平肝潜阳,化痰通络。

处方:大川芎9克,生黄芪18克,青防风12克,淮小麦15克,生白术12克,煅珍珠母30克,生甘草9克,生牡蛎30克(先煎),福泽泻9克,全当归12克,制半夏9克,生姜6克,大枣5枚。10剂,每日 1 剂,水煎服。

散剂:熟附子块 9 克,生黄芪 12 克,生白术 6 克,全蝎 9 克,北细辛 4.5 克,全当归 9 克,枸杞子 9 克,酸枣仁 9 克,杭白芍 4.5 克,大川芎 6 克,怀山药 4.5 克,白茯苓 4.5 克,熟地黄 9 克,大蜈蚣 2 条。4 剂,共研细末,每次 1.5 克,每日 3 次,吞服。

二诊:服上药 20 余剂,头痛、头晕显著减轻。工作繁忙时虽有反复,但头痛消失,仅觉头晕,持续半年头痛未发。后因 3 日未能入睡,头痛又作,继服上药 4 剂后,头痛显著减轻,头晕也瘥;7 剂后头痛消除,头晕也较前明显好转。后改服散剂,服用 1 剂后病瘥。

【诊疗心法要点】血管性头痛是指头部血管收缩功能障碍或血管扩张引起的疾病。中医学属于"头风"范畴。患者自青少年时期即有频率不定的周期性头痛发作。发作前可能有视觉先兆如闪光、黑蒙,或眩晕、胀感转化为头痛,或自头部一点逐渐扩大,发作持续数小时到数天。头痛可呈搏动性、针刺状,或刀劈状,并可伴有恶心、恶吐、畏光、恶寒等症状。血管性头痛因反复发作而使患者颇感痛苦,其病因病机较为复杂,故此病较难痊愈,减少发作、减轻疼痛即是有效。裘老在治疗上以大川芎上达巅顶,散血中之风,血行风平,为治头痛的主药,配全当归、青防风通络搜风止痛;以煅珍珠母、生牡蛎平肝潜阳熄风,制半夏、福泽泻、生姜祛痰化湿止呕;生黄芪、生白术、淮小麦、生甘草、大枣健脾气,鼓舞阳气,以助血运,况甘麦大枣汤还能治脏躁、精神恍惚等症,诸药合用收益气活血、化瘀通络、祛风止痛之功。头痛缓解后,裘老改用散剂缓图其功,其中大蜈蚣、全蝎、北细辛等,以散剂细末服之,疗效更佳;方中熟附子块、生黄芪、生白术专治头晕;全蝎、大蜈蚣、北细辛辛温通络祛风;杭白芍、生甘草养血缓急,和络止痛;大川芎、全当归活瘀通络;大熟地黄、枸杞子补肾养阴;怀山药、白茯苓健脾化湿;酸枣仁安神。诸药配伍,共奏祛风通络、养血补肾、和络止痛之功。

**验案 2**

杨某,男,56 岁。2008 年 2 月 23 日初诊。头痛 20 多年,发作频繁,疼痛加剧 2 月余。素有头痛病史,以前颈部、两侧颞部疼痛为主,伴眼眶胀痛,不欲睁目,多在劳累后诱发,疼痛剧烈,痛如刀劈,无法正常工作。常服止痛药控制病情,且服用量逐渐增大方能缓解,每次发作均须在颈项部、背部经刮痧后疼痛才明显减轻。每次严重发作后全身疲软。西医诊断为血管神经性头痛。舌暗红、苔薄,脉弦。治宜益气温阳,活血通络。

处方:熟附子块 30 克,龙胆草 15 克,生黄芪 45 克,全当归 30 克,大川芎 30 克,香白芷 24 克,茯苓 15 克,茯神 15 克,制半夏 24 克,明天麻 18 克,细辛 35 克,藁本 24 克,延胡索 35 克,蜈蚣 40 克,酸枣仁 24 克,西红花 10 克,全蝎 24 克,羌活 15 克。上药共研极细末,每次服 3 克,每日服 3 次。

二诊(4 月 30 日):每日按时服药 3 次,半个月后,头痛发作次数减少,头痛程度明显减轻,每在劳累后偶有轻微头痛,尚能耐受,已停服西药。药已中的,稍作加减,将上方去藁本,明天麻改为 20 克,羌活改为 18 克。1 个月后随访,头痛已明显缓解减轻,偶有轻微胀痛,心情舒畅。嘱减少药量,每次为 1.5 克,以资巩固。多年顽症逐渐向愈。

【诊疗心法要点】本患者头痛病迁延 20 多年,病情逐渐加重,甚至无法工作,严重影响日常生活,服用镇痛药亦是不断升级,用量逐次增加,自知药物毒副作用大,但无可奈何。裴老临床治疗此类病患,一般多用汤剂,用药时间稍长则考虑改用散剂。对于严重头痛患者,治疗则以大剂量散剂服用,从 1.5 克/次增至 3 克/次,每日 3 次。裴老认为蜈蚣、全蝎、细辛等,散剂服用效果明显好于汤剂。这是裴老数十年治疗"头风"的经验总结,大多疗效显著,值得在临床上效仿应用。(李孝刚 2008 年第 9 期《辽宁中医杂志》)

# 韦立富治疗血管神经性头痛验案 1 则

## 验案

某女,45 岁。因反复头痛 10 余年就诊,头痛时而半侧,时而头顶,痛无定处,痛甚思睡,头痛与月经无关,无目眩、恶心现象,曾在多家医院诊治,未见好转。既往有胃溃疡出血手术治疗史。检查:患者神清,表情自如,面色苍白,局部无压痛,舌质淡、苔白厚,脉细弱,查头颅 CT 未见异常。中医诊断:头痛(气血不足)。西医诊断:神经性头痛。韦师选右侧风池、足三里,用缓慢捻进法进针,风池穴针感向头顶前额及颞部放散,足三里针感向足和大腿放散,为舒适的麻胀感,留针 30 分钟加肾俞拔罐 15 分钟,患者经连续 8 次治疗后,头痛未再出现,自觉饮食增加。半年后随访,头痛未发作。

【诊疗心法要点】韦师在临床治疗上的另一个特点,就是运用抑制法手法时,强调取穴不在多而在于"精",以华佗"取穴不过几个,用药不过数剂"作为临床指南,故在临证时,抑制法常用 1～3 个穴。韦师认为针刺之所以有效,主要是通过对穴位的刺激,在中枢神经系统和大脑皮层的参与与调整下产生了抑制作用。如取穴多,在身上的刺激点多,在大脑皮层就会产生多个兴奋点,相互之间不是产生协同作用,而是相互拮抗干扰,不能对机体产生正常的抑制作用,因而影响治疗效果,所以在选穴上取主治病症的几个穴且手法应用准确即可。本例患者诊为头痛,因久病与胃溃疡手术后引起气血虚弱,血行不畅,气滞而头痛。治则补益气血,活血通络,用风池为治头痛的主穴,以疏通经络,足三里为补益气血,两穴共用以达补益气血、活血通络止痛之功效。韦师仅选 1～2 个穴位,用针刺抑制法,即可以对身体的机能亢进现象起到镇静、缓解、制止和增强正常抑制的作用。(岳进,潘小霞,韦立富,等 2005 年第 3 期《广西中医学院学报》)

## 吴生元治疗血管神经性头痛验案 1 则

### 验案

　　张某,女,49 岁。1998 年 5 月 14 日初诊。患者反复头痛 18 年,常在劳累后出现,以两侧太阳穴刺痛为主,曾在某西医院诊断为血管神经性头痛,常服头痛粉、去痛片等控制,3 天来头痛发作并加重,在单位医务室肌内注射阿托品后头痛缓解约 6 小时,当日仍感头痛,故来诊。刻症见:两侧太阳穴刺痛,口干喜饮,眠差梦多,神疲乏力,去年 8 月停经,自服尼尔雌醇后月经恢复,但时来时止,近 2 个月来月经 10 多天 1 行,量少色黑,测血压 130/70 毫米汞柱,舌淡、苔薄白,脉沉细。证属气虚血滞,脉络瘀阻。治宜益气活血,通络止痛。方用补阳还五汤加减。

　　处方:黄芪 50 克,当归 30 克,川芎、天麻各 15 克,桃仁、红花、赤芍、丝瓜络、黄芩、菖蒲、白豆蔻、炙远志、大枣、甘草各 10 克,葛根 20 克。

　　服药 5 剂,头痛缓解,诸证减轻。效不更方,守方再服 5 剂而愈,随访至今未发作。

　　【诊疗心法要点】患者病程日久,工作劳累,气血不足,久痛入络,瘀血内停,脉络痹阻,故头部太阳穴刺痛,取王清任《医林改错》补阳还五汤加减,方中重用黄芪大补元气,扶正固本;辅当归、赤芍、川芎活血养营,其中川芎上行头目、下行血海、通经止痛;桃仁、红花、丝瓜络化瘀通络;炙远志养心安神;天麻、黄芩平肝泻火;葛根升发清阳,生津止渴;菖蒲、白豆蔻健脾和胃;大枣益气健脾;甘草缓解急迫,调和诸药。全方配伍,益气活血,通络止痛,平肝泻火,健脾和胃,故功效卓著。(彭江云,吴洋 1999 年第 4 期《实用中医药杂志》)

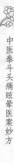

## 颜德馨治疗血管神经性头痛验案 2 则

### 验案 1

陆某,女,48 岁,教师。右侧头痛绵延 13 年,反复发作,越发越频,发时胀痛剧烈,经常服用麦角胺咖啡因、地塞米松等,收效不著。头颅 CT 正常,脑血流图提示脑血管痉挛。某医院诊为神经性头痛,来咨询门诊。

1985 年 3 月 9 日诊:偏头痛发作时,如锥如刺,以右侧为重,甚则放射至后脑部,伴有夜寐梦多。脉细,舌紫。贼风潜于清窍,久病脉络瘀阻,血气不行。取治风先治血义立法。

处方:川芎 45 克,红花、桃仁、赤芍、当归、羌活、露蜂房、石楠叶、望江南各 9 克,生地黄 15 克,全蝎粉 1.5 克,蜈蚣粉 2 克(另吞)。14 剂,每日 1 剂,水煎服。

复诊:头痛已减,舌薄黄、边紫有隐退之象,脉弦细,风邪窜入经络,瘀阻不行,再仿原意以肃余气。原方川芎减为 9 克。7 剂,每日 1 剂,水煎服。

【诊疗心法要点】本案偏头痛,为脉络瘀阻,风潜清窍。《证治汇补》云:"血相搏皆能为痛。"叶天士云:"久痛入络。"故以桃红四物加入羌活、石楠叶、蜈蚣粉、全蝎粉等搜风剔邪,化瘀止痛。本案之用药特点,君药川芎用至 45 克,散血中之风,辄然得效。病者愈后声称:以往他医曾用川芎至 30 克,均未见效机。颜师初诊即用此巨量,非有一定的临床经验,莫克臻此。(颜德馨、魏铁力、屠丽萍,等 1986 年第 10 期《江苏中医杂志》)

### 验案 2

刘某,女,42 岁。1991 年 8 月 6 日初诊。患偏头痛 18 年,每于气候变化或劳累时诱发,月经前后加剧,脑电图、脑血流图、X 线摄片等检查均正常。就诊时适值经期,头痛剧作,右侧颞部跳痛,痛连目眩,患者精神委顿,面色暗滞,经来不畅,色暗夹块,伴有腹痛,舌紫、苔薄白、脉沉涩。邪风久羁入络,血瘀阻于清窍。治宜祛风活血。

处方:羌活9克,川芎9克,生地黄15克,赤芍9克,桃仁9克,当归9克,红花9克。每日1剂,水煎服。

5剂后经来见畅、色也较鲜,旋即腹痛减轻,头痛小安,唯脉沉涩未起,舌紫未退,宿瘀久伏之证,原方加石楠叶9克、露蜂房9克、乌梢蛇9克、全蝎粉1.5克、蜈蚣粉1.5克,和匀另吞。再服1周,头痛即止,脉沉涩也起,舌紫见淡。随访1年,病未再发。

【诊疗心法要点】羌活配川芎,祛风通络治头痛。风为百病之长,其性向上,高巅之上唯风可到,大凡头痛之证,当责之于风。颜老治风寒、肝火、痰浊、瘀血等引起的顽固性偏正头痛,辄取羌活为君。羌活辛苦性温,气味雄烈,上升发散,能直上巅顶,长于搜风通络。配以川芎辛温香窜,活血行气,尤能上行头目,乃取"治风先治血,血行风自灭"之义。两者相使,药效直上脑络,而奏祛风活血、通络止痛之效,既治表证头痛,亦疗内伤头风,故《本经逢原》谓羌活"与芎藭同用,治太阴、厥阴头痛"。外感头痛多以川芎茶调散化裁;内伤头痛则取桃红四物汤加减;若痰湿头痛且重者配苍术、半夏、升麻,肝火头痛且胀者加黄芩、夏枯草、石楠叶,阴虚头痛且晕者佐生地黄、枸杞子、白芍,头痛不已者则辅以全蝎、蜈蚣、露蜂房等虫蚁搜风通络之品。(夏韵1998年第6期《上海中医杂志》)

# 颜正华治疗血管神经性头痛验案1则

## 验案

葛某,男,40岁,干部。1992年6月22日初诊。患者头顶紧痛10余载,曾多方求治乏效。刻下除头顶紧痛,又伴烦躁,失眠,肝区胀满,口苦,咽干欲饮,大便不调,舌体胖质暗红、苔薄白,脉弦滑。1984年曾患甲肝,经治已愈。证属风邪入络,肝阳上亢。治宜散风化瘀止痛,平肝潜阳安神。

处方:蒺藜12克,羌活6克,防风10克,川芎10克,蔓荆子10克(打碎),赤芍15克,郁金12克,丹参30克,珍珠母30克(打碎,先下),生牡蛎30克(打碎,先下),生龙骨30克(打碎,先下),茯苓20克,夜交藤30克。7剂,每日1剂,水煎,分2次服。忌食辛辣及刺激生冷食物。

二诊:头紧痛大减,口苦及肝区胀亦减,又见左胁下胀。原方去防风,加白芷12克、生葛根15克。续进7剂。

三诊:头顶紧痛未大发,肝区胀满基本消失,唯觉口干,上方生葛根增至30克,再进10剂,诸证基本消失。

【诊疗心法要点】"伤于风者,上先受之""巅高之上,唯风可到。"患者头顶紧痛10余载,且多方求治乏效,乃风邪入络兼有血瘀所致。就诊时又见烦躁,失眠,肝区胀满,咽干,口苦,乃肝阳上亢所为。肝旺克脾,故又见大便不调。治当主以散风化瘀止痛,兼以平肝潜阳安神。颜氏初诊以蒺藜散风活血疏肝;羌活、防风、川芎、蔓荆子散风活血止痛,直达头巅病所;郁金、赤芍、丹参活血化瘀,清肝;珍珠母、生龙骨、生牡蛎重镇平肝;茯苓、夜交藤宁心安神。如此,升散为主,佐以重镇,恰中病机。二诊痛大减,知药已中的,遂去防风,加白芷、生葛根,以增上行头巅、散风止痛之功。且连连进剂,药效持恒,故诸痛渐消。(《颜正华临证验案精选》)


# 张镜人治疗血管神经性头痛验案2则

## 验案1

孙某,女,20岁。1978年11月1日初诊。自幼罹头痛之患,至今10余载,无外伤史,曾行脑电图检查及神经科检查未见明显异常。诊断为血管神经性头痛。近2年来头痛偏右,发作时额厌及目眶部呈钝痛,有抽掣感,夜寐欠安,纳谷欠馨,经行如期,但量少、色暗成块,而伴腹痛。舌苔薄腻、左边见瘀点,脉濡细。辨证属营血不充,木少滋荣,肝胆气郁化热,兼以痰热上扰、络脉瘀阻所致。诊断:头痛(血管神经性头痛)。治宜养血柔肝,化痰清热。

处方:炒当归9克,炒川芎5克,生白芍9克,炒白术9克,陈胆南星5克,泽泻12克,制半夏5克,生薏苡仁15克,蒺藜9克,炒黄芩5克,夜交藤30克,钩藤9克(后下)。14剂,每日1剂,水煎内服。

二诊(1978年11月15日):食纳略增,夜寐较安,是脾运稍健、化源渐充之象。唯偏头痛仍作。脉细,苔薄腻、左边瘀点未消。气机升降失调,薛立斋云:"久头痛多主痰。"叶天士则谓:"久痛入络。"拟清厥少二经痰瘀郁热,佐以平潜。

处方:丹参9克,桃仁5克,炒川芎5克,茺蔚子9克,炒滁菊9克,陈胆南星3克,徐长卿15克,景天三七15克,炒白芍9克,钩藤9克(后下),生石决明15克(先煎),炒黄芩9克,蒺藜9克。14剂,每日1剂,水煎服。

三诊(1979年1月3日):偏头痛已减,足跟及踝内筋胀掣引疼痛。脉细,舌苔薄、左边瘀点。厥少二经郁热已得清泻,痰瘀渐化,然肝主筋,肝血不足,则血不养筋而掣痛。前法酌加舒筋通络之品。

处方:丹参9克,桃仁5克,川芎5克,茺蔚子9克,炒白芍9克,炙甘草3克,生白术9克,陈胆南星3克,徐长卿15克,景天三七15克,生石决明15克(先煎),钩藤9克(后下),蒺藜9克,炒牛膝9克,炒桑枝12克,陈木瓜9克。14剂,每日1剂,水煎服。

四诊(3月8日):头痛旬日未作,夜寐得安。原看书2页即觉头胀目糊,现阅读1小时亦无不适。经行未见腹痛,量较前多,血块亦少。脉细,舌苔薄、边有瘀点。仍用原方巩固。

患者经中药治疗7个月,偏头痛痊愈,食纳增进,精神亦振,但舌边瘀点依然。随访3年,未见复发,且学习成绩优良。

【诊疗心法要点】《灵枢·经脉》曰:"足少阳之脉,起于目锐眦,上抵头角。""足厥阴之脉……连目系,上出额。"本案患者偏右头痛,痛连目眶,部位固定,迁延日久,尚兼见经期腹痛、量少、色暗成块,舌边瘀点,显与肝胆二经痰瘀有关。昔贤谓:"若夫偏正头风,久

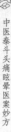

而不愈,乃由挟痰涎风火,壅遏经络,气血壅滞。"殆即指此等证候。然痰之所由生,在于脾弱湿盛;瘀之所由凝,在于木郁热灼。临床应补脾以杜痰湿,平肝以清瘀热。痰湿蠲则脾运益健,而生化获源;瘀热除则肝气能疏,而冲任亦调,宜乎一举两得,头痛及行经腹痛,宿疾均愈。

**验案2**

伍某,女,43岁。1981年5月9日初诊。患者以"左侧偏头痛1周来加剧"为主诉就诊。素偏头痛史多年,近因感受外邪后身热虽净,左侧头痛又作,甚则泛恶,口干,鼻塞,痰稠。舌苔腻,脉细弦而滑。辨证属肝阳挟痰湿交阻,湿热逗留。诊断:头风(偏头痛)。治宜清热平肝,兼化痰湿。

处方:桑叶9克,杭菊花9克,蒺藜9克,蔓荆子9克,钩藤9克(后下),陈胆南星3克,炒黄芩9克,栝楼皮9克,川芎5克,苍耳子9克,白芍9克,香谷芽12克。7剂,每日1剂,水煎服。

二诊(5月16日):左侧头痛时减时甚,脉细弦,苔薄腻少润,宗前法佐以生津潜阳。

处方:桑叶9克,杭菊花9克,炒川芎5克,陈胆南星3克,钩藤9克(后下),蒺藜9克,川石斛9克,赤芍9克,白芍9克,清炙甘草3克,徐长卿15克,珍珠母30克(先煎),干荷叶9克,香谷芽12克。7剂,每日1剂,水煎服。

药后头痛减轻乃至完全康复,随访半年未见发作。

【诊疗心法要点】病有新宿之分,治有先后之别,大凡新病先治,宿疾后图。本案头痛加剧,显系外感风热引发,宿有偏头痛,今乃外因引动内因,前方重在外因,后方意在内因,然目的则一,疗效可喜。(《中国百年百名中医临床家丛书·张镜人》)

## 张磊治疗血管神经性头痛验案3则

### 验案1

某女,2012年6月6日初诊。以"反复发作性头痛2月余"为主诉就诊。现症见:无明显诱因晨起头痛、头晕,神疲乏力,纳食可,二便正常,舌质红、苔薄白,脉沉有滞象。西医诊断:偏头痛。中医诊断:头痛,证属气虚头痛。治宜益中气,调脾胃,佐以止痛。给予补中益气汤加减。

处方:党参10克,黄芪15克,当归10克,炒白术10克,陈皮10克,升麻6克,柴胡6克,白芷15克,川芎10克,杏仁10克,紫苏叶6克,炙甘草15克,生白芍30克,醋延胡索15克。水煎取汁400毫升,早、晚分服。

5剂而愈。

【诊疗心法要点】补中益气汤,具有补中益气、升阳举陷的功效。在治疗头痛时,李东垣云:"如头痛,加蔓荆子二分或三分。如痛甚者加川芎二分。如顶痛脑痛,加藁本三分或五分。如苦痛者,加细辛二分,诸头痛者,并用此四味足矣。"《丹溪心法》曰:"头痛需用川芎,如不愈各加引经药。太阳川芎,阳明白芷,少阳柴胡,太阴细辛,厥阴吴茱萸。"气虚头痛病机为气虚导致清阳不升。头为清阳之会,清阳不升,所以头痛。头痛的特点是阵发性,早晨起来头痛,伴有头晕头昏、乏力,劳累后易加重,舌质淡,脉沉细或弱。头部各有分野,古人治病,除辨证治疗外,多加引经药,以为捷法。

### 验案2

某男。2010年3月3日初诊。以"发作性头痛1年余"为主诉就诊。现症见:头痛阵发,犯时痛重如裂,必头触墙始觉舒适,犯无定处,无诱因,近月来感到视力下降,头发焦脆而脱落,舌暗紫、苔薄白,脉沉滞。西医诊断:紧张性头痛。中医诊断:头痛,证属瘀血头痛。治宜活血化瘀。方选血府逐瘀汤化裁。

处方：当归10克，生地黄15克，桃仁10克，红花10克，赤芍15克，柴胡6克，川芎6克，炒枳壳6克，怀牛膝10克，炙甘草15克，生白芍30克，醋延胡索15克。

10余剂而愈。

**【诊疗心法要点】**瘀血头痛乃为气血凝滞、脉络不通所致。本症见头痛经久不愈，痛处固定不移，痛如锥刺，舌质暗赤、边有紫气。若长期顽固性头痛，临床多方治疗效果不佳，症状不明显，证型不好区分，即无证可辨的顽固性头痛，常常从"久病必瘀"入手，依古训"顽疾多瘀血"的观点，从瘀论治。方选血府逐瘀汤化裁治疗，常常收到出奇制胜的效果。血府逐瘀汤是清代王清任创造的五张逐瘀汤之一。该方运用最广泛，也是疗效最显著的一首方剂。王氏在《医林改错·头痛》云："查患头痛无表证，无里证，无气虚、痰饮等证，忽犯忽好，百方不效，用此方一剂而愈。"原方中有当归三钱、生地黄三钱、桃仁四钱、红花三钱、枳壳二钱、赤芍二钱、柴胡一钱、甘草一钱、桔梗一钱半、川芎一钱半、牛膝三钱。桃红四物汤是活血化瘀的基本方，化中有调，调者还有一定的扶正作用，调中重化，化而不耗阴血，配伍以枳桔散、柴胡与牛膝，气血并调、升降并用。张师认为：因为有瘀血证在里，气与血并进为瘀，瘀血不去，头痛不愈，因头为清明之窍，只要把瘀血化了，头痛方愈。取《黄帝内经》中的"血实宜决之，疏其血气，令其条达，而致和平"之旨。（辛松根2014年第4期《中医研究》）

## 验案3

李某，女，48岁，护士。2010年9月8日初诊。以"头痛20余年，加重2年"为主诉就诊。患者诉20年前无明显诱因出现头痛，程度较轻，常服头痛粉缓解，近2年逐渐加重，曾做头颅CT、头颅磁共振成像、脑电图等检查未见异常。现在常无明显诱因出现头痛，多为巅顶或两侧太阳穴处疼痛，时跳痛，时隐痛，疼痛较轻时服止痛粉数小时即可缓解；疼痛严重时恶心欲吐，脑中有如打雷样响声，霹雳作响,服止痛药亦不能缓解,夜晚不得入睡,须配服安定才能入睡,迁延3~5天方能缓解。一般月经前后疼痛较重,时有心慌胸闷,咽中不利,纳可,大小便正常,血压正常,未曾服用其他中西药治疗过。舌质红、苔薄白腻,脉沉滞。辨证:患者头痛反复发作20余年,排除新感外邪,是为内伤头痛;痛在巅顶或两侧,是为足厥阴肝经和足少阳胆经之病变;女子多气多血,月事条达有赖于肝之疏泄,患者每于月经前后头痛加重,当与肝气郁结、气血疏泄不畅有关;再仔细辨证,患者头痛甚时脑中有如打雷样响声,霹雳作响是其一个特征性症状,该症状比较少见,正是前人所述"雷头风"的典型表现,病由风热痰火上搏而引发。整体看来,该患者既有风热痰火上搏于头,又有肝气郁结于内,这才是病机之所在。所以治宜清热疏风,疏肝理气。方用清震汤合逍遥散加减。

处方:黄柏10克,炒苍术10克,荷叶60克(另包),藁本10克,柴胡10克,生白芍20克,当归10克,川芎10克,薄荷10克(后下),茯苓10克,牛蒡子10克,延胡索10克,蔓荆子10克,生甘草10克。10剂,每日1剂,先煎荷叶,以荷叶水代水煎药,早晚温服。

二诊(10月20日):患者服上方效果很好,服至第3剂时头痛即基本消失,10剂服尽,头痛完全消失,至今停药近月余,未再出现头痛,为求进一步调治梅核气而复诊。现患者主要症状咽部灼热辛辣、有异物感、有痰难咯,张老师遂施与清肺利咽方药10剂予以治疗。

**【诊疗心法要点】**雷头风病由风热痰火上搏所致,兼有肝郁之候,治法方药自然而出。清震汤出自《卫生宝鉴》,又名升麻汤,是一治疗雷头风的代表方;逍遥散疏肝解郁,在具体用药上,张老师既原则又不失灵活,守方独到。方中荷叶量用到60克,先煎汁代水以煎药,荷叶苦平,具有清热解暑、升发清阳、凉血止血的功效,大剂量应用聚其升发疏散之力,以祛久居上焦之风热,炒苍术辛烈燥湿,能辟秽开窍,黄柏"走至阴……得苍术除湿清热"(朱震亨),三药合用,清疏上焦风热痰火,以治其本;配以藁本、川芎、蔓荆子等疏风活血,引药上行,皆为治头痛要药,更宏其力;再合以逍遥散疏肝理气,条

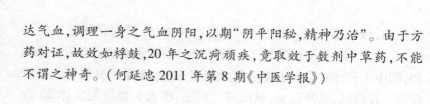

达气血,调理一身之气血阴阳,以期"阴平阳秘,精神乃治"。由于方药对证,故效如桴鼓,20 年之沉疴顽疾,竟取效于数剂中草药,不能不谓之神奇。(何延忠 2011 年第 8 期《中医学报》)

## 张琪治疗血管神经性头痛验案 2 则

### 验案 1

肖某,男,56 岁,干部。2008 年 4 月 23 日初诊。诉头痛 4 年,持续 24 小时头痛,上午太阳穴开始痛,下午转至头枕部风池、风府穴附近持续性痛,无刺痛或跳痛。有失眠史,每日服用安定才可入睡,多梦,醒后梦中事记忆清晰,头痛时有恶心,喜冷饮,如果睡眠好,头痛可减轻。头部 CT 检查未见异常,血压正常。舌质紫、苔薄、舌体大,脉大。诊为头痛。治宜散风清热,活血解痉止痛。

处方:川芎 20 克,荆芥 10 克,防风 10 克,白芷 15 克,细辛 5 克,薄荷 15 克,甘草 15 克,羌活 10 克,生石膏 50 克,生地黄 15 克,当归 20 克,白芍 15 克,陈皮 15 克,砂仁 10 克,赤芍 15 克,桃仁 15 克,全蝎 10 克,僵蚕 15 克。每日 1 剂,水煎服。

【诊疗心法要点】治疗头痛先分三阴头痛与三阳头痛,此病例属风热头痛,痛起在少阳经太阳穴附近,下午转至头枕部太阳经,在六经辨证属少阳逆传太阳经,喜冷饮,则为阳明胃热,风性走窜,故痛处不定,《伤寒论》中有"但见一症便是,不必悉俱",故抓住主症,辨为风热。另外,此病例虽有失眠,但不可安神,因安神之剂多用补法,补则风热不出,病势加重。张老认为,治疗头痛兼夹症状非常重要,辨有汗与无汗,汗出者有热,无汗者为寒;辨呕恶,头痛恶心,呕吐则痛减者为痰浊上逆。

张老积累几十年经验,认为头痛病因虽多,但总结起来不外内伤、外感两类,而外感又以风邪为多见,风邪有风寒、风热之别。张老经验以风热者为多见,因现在生活水平提高,不少人饮食无节,饮酒无度,膏粱厚味,加以工作节奏紧张,五志过极,易生内热,感受风邪则内外相兼,而致发生风热上攻头痛。此类头痛纯用祛风药无效,必散风清热法方能取效。

张老治疗偏头痛以芎芷石膏汤合四物汤为基本方加减。善用石膏以清热,治疗外感发热屡见奇效,曾发表过石膏治疗急性热病的经验。但石膏质重,必重用方能收功,本方以重用生石膏为君,清解热邪;白芷、川芎、全蝎、僵蚕祛风邪而不燥;尤以全蝎、僵蚕善搜风通络,凡风邪日久必入络,故叶天士有"久痛入络"之论,张老认为此类风邪全蝎、僵蚕为必用之药,驱散风邪又通血络,一举两得;除此之外,风热日久,必耗伤营血,故又生地黄、白芍、当归合川芎为四物汤,以养血行血,与祛风清热药配伍,祛邪而不伤正。故前人有"治风先治血,血行风自灭"之说。由此可见,张老对此病病机分析之精细,辨证论治,用药组方精妙,配伍严谨,故能取得良好疗效。(郑佳新,张玉梅2008年第14期《内蒙古中医药》)

**验案2**

徐某,女,58岁。2008年8月27日初诊。患神经性头痛10余年,脑CT未见异常。2007年11月自觉身热,体温正常,并出现腿痛,难以屈伸,活动受限。现卧床4个月,自汗出,每汗出前身体烘热,汗出如洗,亦可见盗汗,失眠多梦,口干口苦,大便溏薄,舌质紫暗、苔干无津,脉沉细。张琪教授综合症脉分析,此病属"汗证""头痛""痹症"范畴,阴虚内热、气虚、表虚又兼脾虚,宜用益气固表、滋阴降火,辅以健脾、舒筋活络止痛之剂。

处方:当归20克,黄芪20克,黄柏10克,黄芩10克,黄连10克,生地黄15克,熟地黄15克,麻黄根10克,五倍子15克,龙骨20克,牡蛎20克,桂枝15克,白芍15克,甘草15克,山药20克,扁豆15克。14剂,每日1剂,水煎服。

二诊(9月10日):患者烘热汗出明显减轻,膝下冷转温,仍觉头痛、腿痛,但服去痛片2片可缓解,便溏减轻,大便每日1~2次,口干、口苦均好转。服去痛片后则胸闷、手心热。舌质紫暗、苔白而少津,脉沉。

处方:当归 20 克,黄芪 20 克,黄柏 10 克,黄芩 10 克,黄连 10 克,生地黄 15 克,熟地黄 15 克,麻黄根 10 克,白芍 50 克,甘草 15 克,鸡血藤 20 克,地龙 15 克,山龙 15 克,伸筋草 20 克,木瓜 15 克,太子参 15 克,川芎 15 克,生石膏 30 克,葛根 15 克,白芷 15 克,全蝎 10 克,白术 20 克,山药 20 克,莲子 15 克。14 剂,每日 1 剂,水煎服。

张老认为,汗出烘热大轻,但头痛及下肢拘急难伸较为突出重症,此属阴液亏耗,筋脉失养,脉络闭阻。宜加用养阴、濡养筋脉、舒筋活络之剂。本方仍用当归六黄汤加麻黄根滋阴泻火,固表止汗。重用白芍、甘草,濡养筋脉、解痉挛、止头痛。鸡血藤、地龙、山龙、伸筋草、木瓜有良好的活血行血、舒筋活络之功,解除患者下肢筋脉拘挛疼痛。同时配伍川芎、葛根、白芷,活血解毒、祛风寒、止头痛。全蝎既善治顽固性头痛,又能疗下肢难伸之证。太子参、白术、山药、莲子益气健脾止泻。

三诊(9 月 24 日):腿拘急难伸、头痛之证已明显减轻,汗出已止,大便已正常,舌质暗、苔白而有津,脉沉。前方加炮姜 10 克、桂枝 10 克、公丁香 10 克,防寒凉伤脾胃。21 剂。

四诊(10 月 15 日):腿拘急明显好转,能扶墙行走,头痛好转,自觉身体乏力减轻,尿黄,偶有汗出,两目干涩,舌质红、苔白而有津,脉沉。

处方:白芍 50 克,甘草 25 克,川芎 20 克,石膏 30 克,菊花 20 克,葛根 15 克,白芷 15 克,全蝎 10 克,蔓荆子 15 克,黄芩 15 克,生地黄 20 克,牡丹皮 15 克,鸡血藤 30 克,地龙 15 克,山龙 30 克,伸筋草 30 克,木瓜 20 克,牛膝 20 克,熟地黄 20 克,黄连 10 克,白术 15 克,山药 15 克,鸡内金 15 克,麦芽 30 克,陈皮 15 克。

本方重用白芍、甘草缓拘急,配以舒筋活络、强健筋骨、调脾胃之品。本方继服 21 剂。服药后原有症状皆减轻,汗止、睡眠佳、头痛止,现已能下床行走一段路,面色红润,体重增加。随访半年病情稳定,未有复发。

【诊疗心法要点】张老分析,此患者病情极为复杂,治疗当分两阶段,前一阶段患者汗出如洗,不能耐受,故应当用当归六黄汤加收敛、固涩之品,滋阴泻火、固表止汗,服药后汗出大减,直至汗止。第二阶段应当以芍药甘草方加舒筋通络、活血、祛风之剂,使患者下肢得以屈伸,头痛也随之减轻,疗效显著。(代晓光,陈晶,张琪2011年第3期《中医药信息》)

## 王子瑜治疗经行头痛验案3则

### 验案1

陈某,女,31岁。2004年4月3日初诊。患者诉6年前因经期用冷水洗头而发病,此后每遇经期头痛即作,痛有定处,以左侧为甚,屡经西医及针灸治疗,均未获效。此次就诊,适值经前,头痛又作,不能忍耐,情绪急躁。询问病史知当经行不爽、少腹疼痛、量少夹有瘀块时头痛较剧;如经行通畅则头痛缓解,腹痛也随之减轻。观其舌质紫而暗、边有瘀斑、舌苔薄腻,脉弦紧而涩。饮食二便尚调,唯寐少梦多。辨证属瘀阻脉络。治宜活血祛瘀通络。

处方:桃仁10克,红花10克,赤芍10克,川芎10克,醋柴胡10克,枳壳10克,川牛膝10克,桔梗10克,丹参15克,益母草15克。6剂,水煎,经前服。另用:头痛散(全蝎6克,川芎6克,琥珀3克,苦丁茶3克,上药共研细末)吞服,每日2次,每次1.5克。

服上药后,经量增多并下瘀血数块,头痛明显减轻,腹痛亦微。停服头痛散,继服前方3剂。下次月经来潮时头痛轻微,腹痛未作,诸证均见减轻,唯寐少梦多。前方去红花、川牛膝,加夜交藤15克,6剂。并嘱平时早服得生丹、晚服天王补心丹各1丸,调理巩固。

随访3个月经周期,头痛未见复作。

### 验案2

李某,女,39岁。2004年3月18日初诊。患者每值经前2~3天头痛如裂,历时1年余,屡经治疗未效。此次来诊,适值经期将至,头痛异常,痛甚时喜用头巾紧束额部,测血压 160/105 毫米汞柱。两乳胀痛,心烦急躁,恶心欲吐,口苦咽干,便干溲黄,腰骶酸痛。月经惯超前 5~7 天,色红量多,质稠夹小血块,7 天始净。舌质暗、苔薄,脉弦滑。此为肾亏肝旺头痛。治宜滋肾平肝潜阳。

处方:生地黄 30 克,枸杞子 15 克,白芍 15 克,菊花 10 克,钩藤 10 克,干地龙 12 克,珍珠母 30 克(先煎),羚羊角粉 3 克(冲)。6 剂,水煎,经前服。

药后经前头痛明显减轻,诸证均有改善,血压降至 130/85 毫米汞柱。再宗前方加减。

处方:枸杞子 15 克,生地黄 15 克,熟地黄 15 克,丹参 12 克,茺蔚子 15 克,甘菊花 10 克,白芍 15 克,功劳叶 10 克,沙苑子 12 克,紫贝齿 20 克(先下),夜交藤 15 克。6 剂,水煎服。

药后来诊,谓经期将临,头痛未作。嘱患者用杞菊地黄丸和芎菊上清丸调理巩固。随访半年未复发。

### 验案 3

刘某,女,36 岁。2005 年 4 月 2 日初诊。患者每逢经后即感头脑空痛,历时 1 年,曾经多方治疗无效。此次来诊,适值经期刚完,谓头脑空痛,连及眼眶和眉棱骨,并有耳鸣、眩晕,甚则欲吐诸证,喜静怕乱,口干不欲多饮。月经周期尚准,色淡量多,经行 8~10 天干净,每当月经量多则经后头痛更甚。舌质淡而胖嫩、苔薄白,脉细弦。此为阴血亏虚、肝阳上犯头痛,治拟滋阴养血,平肝潜阳。

处方:生地黄 15 克,桑椹子 15 克,白芍 15 克,茺蔚子 15 克,穞豆衣 15 克,枸杞子 15 克,当归 10 克,川芎 6 克,墨旱莲 20 克,女贞子 10 克,菊花 10 克,灵磁石 30 克(先煎)。6 剂,水煎,经行后期服。

服药后,经后头痛即轻,尚有头晕、两眼干涩、寐少多梦诸证。舌质淡红,脉细弦。再宗前方去川芎,加桑叶 10 克、黑芝麻 15 克、夜交藤 15 克。3 剂,水煎服。药后,月经应期而至,经量较前显著减少,4 天净。经后头痛未犯,唯睡眠不实,时有心悸,记忆力差。舌质淡红,脉虚细而弦,后用人参养荣丸及天王补心丹调理善后。随访半年,头痛未复发。

【诊疗心法要点】上述病例头痛发作均与月经有关,痛的时间,有在经前,有在经后;其病因,有因瘀血阻络,有因肾亏肝旺,有因阴血亏虚;证有虚实,故治法有别。验案1为血瘀头痛,其痛在经前,且有经行不爽头痛加剧,经行畅通则头痛减轻之特征。故治法侧重祛瘀通络,用桃仁、红花、赤芍、川芎、丹参等活血祛瘀以达瘀去痛止之目的。验案2为肾亏肝旺头痛,其痛虽在经前,但喜用头巾紧束额部方觉舒适,且伴有腰骶酸痛、心情烦躁、两乳胀痛等症状,故治以滋肾平肝潜阳为主,用生地黄、枸杞子滋肾,干地龙凉血通络,白芍、菊花、钩藤、珍珠母、羚羊角粉等平肝潜阳。验案3为阴血亏虚之头痛,其痛在经后,为空痛。其特征为经量一多,则经后头痛更甚。故用当归、枸杞子、桑椹子、生地黄等养血滋阴柔肝为主。由以上病例可以看出,同为经期头痛,治法有别,都能取得较好的疗效,关键就在于审症求因,辨证施治。(张卫华2007年第2期《北京中医药大学学报》)

## 徐润三治疗经行头痛验案1则

**验案**

么某,女,36岁。1988年9月12日初诊。以"经前头痛、头晕10年"为主诉就诊。诉近10年来患者每逢经前10天左右即感头痛、头晕,甚则伴有恶心呕吐。待月经来潮后头痛、头晕可自行逐渐缓解。曾间断服用中药,效果不显。患者平素性情急躁,喜生气,常感胸胁胀满不适,睡眠多梦。食纳一般,大便不成形,每日1次。舌质红、少苔,脉弦细。月经13岁5/25~28天,量中色红,痛经(-),末次月经9月1日。24岁结婚,孕1产1。辨证属肝火上扰,湿浊中阻。治宜清肝火,化湿浊。

处方:夏枯草10克,菊花10克,钩藤10克,赤芍10克,川芎12

克,生牛膝 10 克,生薏苡仁 20 克,白豆蔻 5 克,佩兰 10 克,乌梢蛇 30 克,金钱白花蛇 1 具。14 剂,水煎服,每日 1 剂。

二诊:服上方 14 剂后月经来潮。患者经前头痛、头晕明显减轻,稍感恶心但未吐,很快缓解。心烦、胸胁胀满亦减,唯睡眠多梦。舌偏红,脉细滑。继予上方 14 剂,以巩固疗效。

【诊疗心法要点】患者素有肝经郁火,经前阴血下注冲任,肝脏失柔,郁火上扰,则经前头痛、头晕。肝木横克脾胃,则恶心呕吐,大便溏薄。故用夏枯草、菊花、钩藤清肝火、利清窍。生薏苡仁、白豆蔻、佩兰调和脾胃,化湿祛浊。赤芍、生牛膝凉血活血。川芎活血行气,能止头痛。而乌梢蛇、金钱白花蛇为许老治疗经行头痛常用药。二药均入肝经,有良好的祛风通络止痛之功。

# 朱良春治疗紧张性头痛验案 2 则

## 验案 1

某女,33 岁。2012 年 9 月 7 日初诊。以"头痛反复 10 余年"为主诉就诊。现症见:患者额顶部疼痛重压感持续不解,痛甚牵及双侧太阳穴。纳可,二便尚调,夜寐不佳,多梦。平素脾气较急,易焦虑,月经周期不准,经量少、色暗,经前有乳房胀痛及少腹隐痛。舌淡暗、舌底脉络迂曲、苔薄白,脉细小弦。实验室检查:头颅磁共振成像未见明显异常。西医诊断:紧张性头痛。中医诊断:头痛。辨证属肝郁气滞,瘀血阻络。治宜补益气血,疏肝解郁,通络止痛。

处方:痹通汤加黄芪 30 克、醋柴胡 15 克、炒赤芍 20 克、炒白芍 20 克、焦栀子 6 克、淡豆豉 15 克、川芎 10 克、葛根 20 克、夜交藤 30 克。30 剂,每日 1 剂,水煎服。

二诊:患者服药后,头痛发作次数较前减少,纳可便调,夜寐欠佳,舌淡暗、舌底脉络迂曲青紫、苔薄白,脉细小弦。原方加五加皮 15 克、生地黄 10 克、熟地黄 10 克。

患者经上方治疗 1 个月来诊,头痛发作已不显,嘱其放松情绪,调畅情志,坚持治疗半年,头痛未再发作。

【诊疗心法要点】患者头痛日久,又平素脾气较急,易焦虑,根据"久病多虚,久病多瘀,久痛入络"之理论,考虑患者头痛为肝郁气滞、瘀血阻络、不通则痛所致,痹通汤用于此有调畅气机、活血化瘀、通络止痛之功。患者顽固性紧张性头痛,此类疾病多与情绪紧张、焦虑有关。痹通汤中大部分药物都有镇静止痛之效,加之患者头痛多以额顶部为主,痛甚牵及双侧太阳穴,辨证同时加用葛根、柴胡、川芎等阳明、少阳引经药,可使药效直达病所,增强痹通汤之功效。痹通汤为朱老师临床治疗痹症的自拟方,取名为痹通汤,正是以方名点出了痹症"正气不足,气血闭阻不通,不通则痛"之病机,又阐明了以通为用的治疗方法,即流通经络气血,开其闭阻。痹通汤全方由当归10克、鸡血藤30克、威灵仙30克、炙土鳖虫10克、炙僵蚕10克、乌梢蛇10克、地龙10克、露蜂房10克、甘草6克等组成。诸药合用,共奏扶正祛邪、标本兼顾、补益气血、化瘀通络之功。(潘峰,朱剑萍,郭建文,等2013年第16期《中医杂志》)

## 验案2

李某,女,33岁。2006年5月9日初诊。以"右侧偏头痛、鼻塞1年"为主诉就诊。诉1年来右侧偏头痛时作,鼻塞不通,夜寐不良,口苦,大便干燥。舌淡红、苔薄白,脉细弦。诊为:头痛,少阳头痛。此为肝经上行头面,肝经郁热,络脉不利,故见偏头痛;郁热内结,则见口苦、大便干燥等症。为内伤头痛。治宜疏肝解郁,清肝通络。

处方:柴胡10克,黄芩10克,炒竹茹10克,枳壳10克,青蒿15克,滁菊花10克,蔓荆子12克,羌活8克,炙全蝎末3克(分冲),细辛3克,甘草6克。14剂,水煎服,每日1剂。

复诊:诉药后头痛减轻,但仍口干,尿黄,大便干燥。肝阳得平,头痛徐减,郁热仍显,拟育阴清热。

处方:青蒿30克,软白薇15克,珠儿参15克,炙鳖甲15克(先煎),地骨皮15克,功劳叶15克,玄参12克,金银花10克,连翘10

克,甘草6克。14剂,水煎服,每日1剂。

【诊疗心法要点】《黄帝内经》认为六经病变皆可引起头痛。病程较久,当为内伤头痛,头痛在两侧,为少阳经头痛,此例以一侧为主,伴口苦、大便干燥、脉细弦,为肝经郁热之象。治疗宜疏肝解郁,清肝通络。方中以柴胡疏肝解郁,又为引经药;黄芩、滁菊花、青蒿清肝经郁热;羌活、蔓荆子上行头面,通络祛痛;更以全蝎虫类钻剔、细辛辛味散窜,加强通络祛痛之功。故一诊头痛减轻,但郁热仍见,二诊改以育阴清热为主,以青蒿、软白薇、地骨皮、功劳叶清解郁热;炙鳖甲、珠儿参、玄参滋阴养肝治其本。(《当代名老中医典型医案集——内科分册》)

# 任继学治疗脑出血头痛验案1则

## 验案

戴某,男,57岁。1994年11月7日初诊。以"头痛、呕吐、嗜睡3小时"为主诉就诊。诉患者3小时前做饭时突然剧烈头痛,头晕,呕吐,呕吐物为胃内容物,继之左侧肢体欠灵活,约30分钟后,出现嗜睡、鼾声,立即送至我院诊治。现症:嗜睡、鼾声,但呼之能应,面色潮红,形体丰盛,舌红、苔薄黄,左侧鼻唇沟变浅,左侧肢体轻瘫,左巴氏征阳性,脉弦滑有力。急查头颅CT示:右侧基底节脑出血,出血量约20毫升。既往高血压病15年,现血压160/105毫米汞柱。诊断:出血性中风,风头眩。证属风火上扰,络损血溢,闭阻脑窍。治宜平肝潜阳,开窍醒神。

处方:羚羊角粉0.6克(分两次冲服),玳瑁10克,烫水蛭3克,虻虫3克,豨莶草30克,白薇15克,石菖蒲15克,川芎10克,地龙10克,胆南星5克,珍珠母50克(先煎)。3剂,水煎服,每日1剂。另用清开灵注射液40毫升加入5%葡萄糖500毫升,每日1次静脉滴注;安宫牛黄丸1粒,每日2次口服。

3天后,患者神志清醒,对答切题,但反应迟钝,鼻鼾,大便较干,2~3天1行,左侧肢体肌力上肢3级、下肢4级,左侧巴氏征阳性,舌红、苔黄厚,脉弦滑。阳明腑气欠畅,上方加生大黄6克(后下)、天竺黄10克,继服3剂。患者药后明显好转,大便已畅行,神清,反应灵敏,舌质较前转淡、苔薄白,脉弦细,肝火渐熄,转以填精滋肾、清肝和胃、化痰通络为法治疗1个月,患者肌力恢复正常,血压130/80毫米汞柱。CT复查脑出血完全吸收。

【诊疗心法要点】该患素体肝肾阴虚,肝阳失敛,阳动生热,热盛化风,肝风内动,引动内在之痰火,正邪相争,沿其经络传导之能、反射之力上犯于脑脉,致使经络不利,脉络受伤,络破血溢而为出血性中风,故任老拟用平肝潜阳、开窍醒神为大法。张山雷《中风斠诠》指出:"潜阳之法,莫如介类为第一良药。"方中玳瑁、珍珠母平肝潜阳、清热熄风;羚羊角粉"平肝舒筋,定风安魂,散血下气"(《本草纲目》);地龙性寒下行,清热平肝熄风;此四者合用则阳定风熄热消。烫水蛭、虻虫专入血分,不走气分,破瘀血而不伤新血,为活血通络之佳品;川芎乃血中气药,"其特长在能引人身清轻之气上至于脑"(《医学衷中参西录》);豨莶草祛风平肝降压;白薇清热凉血,《神农本草经》谓其"主暴中风,身热肢满,忽忽不知人",《神农本草经疏》指出"凡治似中风证,除热药中亦宜加而用之良";石菖蒲豁痰开窍,胆南星清火化痰、熄风定惊。全方潜阳熄风、祛瘀化痰而奏效。(樊冬梅,任宝琦2012年第2期《湖北民族学院学报》)

# 邓铁涛治疗脑出血头痛验案1则

## 验案

胡某,男,60岁,香港退休职员。1999年8月3日入院。患者于10天前晨起洗脸时突觉双下肢乏力,活动不利,卧床休息后症状缓解。当天上午突发头部胀痛,尤以前额及后脑部为甚,呈持续性发作,休息后症状未改善,无恶心、呕吐、抽搐、昏迷。曾在我院门诊治疗,头颅CT报告示:左颞叶硬膜下血肿(出血量约9毫升),收入我院针灸病区治疗,邓铁涛教授会诊。诊见:神志清,精神差,痛苦面容,头痛,尤以左颞部为甚,呈持续性发作,伴右侧肢体乏力,睡眠差,纳可,二便尚调,舌淡暗边有齿印、苔薄白,脉细涩。既往有皮肌炎、痛风病史。查体:左侧肢体肌力、肌张力正常,右侧肢体肌张力、腱反射正常,肌力Ⅳ级,未引出病理征,脑膜刺激征阴性。中医诊断:中风;头痛。证属气虚血瘀痰阻,脾肾两虚。治宜益气活血化痰,佐以健脾补肾治之。方用补阳还五汤加减,配合针灸治疗。

处方:黄芪60克,五爪龙60克,鸡血藤30克,地龙12克,茺蔚子12克,桃仁12克,赤芍15克,牛膝15克,薏苡仁15克,竹茹10克,红花5克,三七末3克(冲服)。4剂,每日1剂,水煎服。

针灸取穴:太阴、印堂、足临泣、风池(均取左侧),合谷、足三里(均取双穴),以平补平泻手法,每日1次,留针30分钟。

二诊(8月8日):患者头痛减轻,头痛以夜晚为甚,睡眠较前好转,舌淡暗边有齿印、苔薄黄,脉弦细。患者舌苔黄,可减黄芪用量,重用五爪龙。针灸暂不针头部,肢体穴位可开四关为主。

处方:五爪龙90克,黄芪、栝楼皮各30克,枳实、水蛭、川芎各10克,桃仁12克,红花6克,赤芍、茺蔚子各15克,三七末3克(冲服),牛膝18克。4剂,每日1剂,水煎服。

针灸取穴:合谷、太冲、外关、足三里(均取双穴),平补平泻,每日1次,留针20分钟。

三诊、四诊(8月12日、14日):头痛继续减轻,睡眠稍差,舌脉同前。症状渐趋稳定,予以健脾补肾固本。

处方:黄芪50克,五爪龙60克,薏苡仁30克,桃仁12克,红花6克,水蛭、川芎、法半夏、杜仲各10克,牛膝、茯苓、白术、茺蔚子各15克。4剂,每日1剂,水煎服。

针灸取穴治疗同前。

五诊:(8月19日):轻微头晕、头痛,睡眠欠佳,左膝关节酸痛,活动时加剧,考虑其有痛风病史,仍用补阳还五汤加健脾祛湿之药。守四诊方去法半夏、杜仲、牛膝、白术,加厚朴10克(后下),桃仁、泽泻、猪苓、地龙各12克。4剂。

针灸取穴:太阳、合谷、太冲、外关、足三里、三阴交(均取双穴),平补平泻,每日 1 次,留针 20 分钟。

六诊:(8 月 23 日):头晕头痛消失,左侧肢体活动灵活,肌力 V 级,左膝关节酸痛,活动尤剧,睡眠佳,舌淡暗、苔薄黄,脉弦细。发现其双手掌、脚掌暗红,经询病史,诉 20 年前曾患肝吸虫病治愈。B 超检查示:脂肪肝。嘱其注意饮食调护,中药治疗守方不变。

针灸取穴:梁丘、血海、犊鼻、膝眼、阳陵泉、足三里、三阴交(均取双穴),平补平泻,每日 1 次,留针 20 分钟。

七诊(8 月 27 日):右侧肢体活动自如,左膝关节酸痛减轻,睡眠佳,舌淡暗、苔薄白,脉弦细。复查头颅 CT 示:左颞叶硬膜下出血灶已全部消失,痊愈出院。继续服巩固,随访 3 年无复发。

【诊疗心法要点】邓教授认为,本例患者为颅内积瘀,不能及时驱散,血瘀而致气滞,阻碍气机升降,清阳不升,血瘀阻络,则头痛、舌暗、脉细涩;气机不畅,津液输布失司,聚而成疾,血瘀阻痹,则头晕、肢体乏力、活动不利;且患者为老年男性,既往有皮肌炎、痛风病史,脾肾皆已受损,故舌淡、边有齿印,睡眠差,辨证属气虚血瘀痰阻、脾肾虚弱。治疗应益气活血化瘀,佐以健脾补肾,方用补阳还五汤。该方出自王清任《医林改错》,原主治中风半身不遂者,确有良效,临床沿用至今。邓教授用于治疗中风病属气虚血瘀者,效果甚佳,他认为补阳还五汤适用于中风以虚证为主者。至于在脑出血急性期可否用补阳还五汤,历来有不同看法,邓教授认为,关键在于辨证。脑出血患者,尤其是气虚血瘀者则可大胆使用,早期即可用补阳还五汤;若脑出血属实证、热证,尤其是肝阳上亢化热、化火、动血致出血者,则不宜用,以免有动血之虞。如伴有昏迷者,可用安宫牛黄丸温开水化开,用点舌法。在药物用量上,邓教授认为补阳还五汤取效的关键在于重用黄芪 60 ~ 120 克,甚至 120 克以上(煎药用水量及煎药时间须相应增加,否则不能获得应有疗效)。本例以头痛为主症,伴有肢体活动不利,故黄芪用中等量即可。邓教授用黄芪时多配用五爪龙,不仅可减轻黄芪偏温之性,还能助黄芪加强益气健脾之力,头痛较重加用茺蔚子。邓教授认为脑出血早期,应以

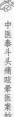

活血化瘀、除瘀消血肿为主,常加三七末、水蛭、地龙、竹茹、枳实、栝楼皮等药;后期予以健脾补肾,加用茯苓、白术、杜仲、牛膝、薏苡仁等药,但均应以辨证为依据。对于中风肢体活动不利者,邓教授主张要针药合用,以益气养血、祛风通络为法。阳主动,肢体运动障碍,其病在阳,"治风先治血,血行风自灭",故取手足三阳经穴位,尤以阳明为主。阳明经为多气多血之经,气血通畅,经气旺盛,则运动功能易于恢复。故根据上下肢经脉循行,分别选用手足三阳经要穴,以加强疏通经脉、调和气血的作用,促进康复。取足三里、三阴交等穴,以滋生化之源,源足血得养,血足气得生。取外关、合谷祛风清热;泻太冲以平肝潜阳;患者有痛风病史,左膝关节酸痛可选用梁丘穴以通经止痛;阳陵泉、膝眼、犊鼻通经活络止痛。(刘成丽2004年第1期《新中医》)

## 李辅仁治疗蛛网膜下腔出血头痛验案1则

### 验案

杨某,男,80岁。1991年5月6日初诊。患者因剧烈头痛入院。西医诊断为蛛网膜下腔出血头痛。李老会诊:患者嗜睡,左半身麻木,发热,体温39℃,神疲无力,口干喜饮,脉滑数无力,舌质暗红、苔黄腻欠润。有冠心病、糖尿病史。大便不通,头右侧剧烈疼痛,口角发麻欲吐。诊为:肾阴虚损,肝失柔润,气机阻滞,血行不畅。治宜清脑醒神,滋肾柔肝,熄风镇痉,佐以化瘀活血治之。自拟清脑熄风汤。

处方:天麻10克,钩藤10克(后下),葛根15克,黄芩10克,龙胆草5克,菊花10克,生地黄15克,天冬15克,麦冬15克,玄参15克,石斛15克,天花粉20克,茺蔚子10克,白茅根30克,羚羊角粉0.5克(分冲)。

2剂后,体温降至正常,头痛缓解,5剂后头痛大减,12剂则神志清楚,头痛已止,可下地活动,肢体麻木好转,二便正常,脉细弦,苔薄白。又原方服用 7 剂,并予麦冬 3 克、藏青果 3 克、石斛 3 克,水煎服,每日服 2 次,代茶饮之,诸证获愈。

【诊疗心法要点】李老认为本病发病多为肾阴不足,气机失畅,血行阻滞。治疗以清脑醒神、镇痉熄风为法则,自拟清脑熄风汤。指出脑血管疾病多因七情六郁,五志过极,心肝火盛,肾阴虚损,水不涵木,肝阳上亢,使人体阴阳失去平衡而导致发病。脑出血在抢救初期切忌用动物药,必先芳香开窍、醒脑治之,待神志清醒、病情稳定后再以补气养血、活血化瘀通络治之。李老习用上肢麻木不遂加片姜黄,下肢不遂加怀牛膝、狗脊,言语不利加炒蒲黄、菖蒲。肢体麻木不遂通过治疗转为肢体疼痛感,此为气血将通之佳兆,可佐以威灵仙、没药、延胡索、三七粉止血通络止痛。本病为中风的一种类型,治疗过程中应注意防止陷入重度昏迷,急需醒神开窍。天麻、钩藤、葛根配菊花、黄芩、龙胆草、羚羊角粉以清热醒脑,平肝解痉止痛,改善血液循环。玄参、天花粉、生地黄、天冬、麦冬、石斛滋肾柔肝治其本。(刘毅 1992 年第 6 期《山东中医学院学报》)

## 刘祖贻治疗脑梗死致头痛验案 1 则

### 验案

武某,女,42 岁。2006 年 3 月 24 日初诊。以"头痛 1 月余"为主诉就诊。诉近 1 个月前无明显原因出现右侧头痛,右侧眉棱骨痛,呈持续性胀痛,经扫描发现:多发腔隙性脑梗死。现症见:头部右侧胀痛,伴针刺感,口干,饮食一般,因头痛所以睡眠不好。视力模糊,盗汗,脱发明显。舌暗红、少苔,脉细数。诊断为中风。其证属阴虚血瘀型。治宜滋补肝肾,活血通络。方拟滋阴通络汤。

处方:山茱萸 10 克,太子参 30 克,麦冬 10 克,枸杞子 30 克,制何首乌 30 克,葛根 30 克,丹参 30 克,水蛭 20 克,川芎 20 克,全蝎 10 克,白芍 30 克,酸枣仁 10 克,延胡索 15 克,三七粉 3 克,细辛 3 克,山楂 30 克。7 剂,水煎服,每日 1 剂。嘱畅情志,慎饮食,适寒温,慎起居,不适随诊。

复诊(3月31日):头痛明显较前好转,双腿比以前有力,脱发减少,舌暗红、少苔,脉细。

处方:黄芪30克,太子参30克,生地黄15克,山药30克,黄精30克,枸杞子30克,葛根20克,丹参30克,地龙10克,荜拨30克,苍术15克,炒麦芽30克,山楂15克,仙鹤草30克。7剂,水煎服,每日1剂。

服30余剂后头痛消失,诸证好转。随访1个月,病情基本稳定。

【诊疗心法要点】本案对于临床提示有二:一是中风之病临床表现复杂多样,随着CT等的应用,中医望诊的扩大,中风临床表现可能会更加复杂,如本例属于以头痛为主的中风病;二是不仅气虚血瘀导致中风,而且阴虚血瘀也可发病。临床上中风病阴虚血瘀证并不少见,因为阴虚血燥、津伤血瘀不仅是中老年人的病理特点,而且也常常是导致中风发病重要的病理机转。此型治以滋补肝肾、活血通络之法,可获良效。

# 刘祖贻治疗脑萎缩致头痛验案1则

## 验案

刘某,男,62岁。2001年6月16日初诊。以"眩晕、头痛9个月"为主诉就诊。现症见:眩晕头痛,记忆力下降,嗜睡,腰酸足软,夜尿2次,舌淡、苔薄,脉弦。CT扫描为:脑萎缩。有头部受伤史。精神不振,身体消瘦,疲惫不堪。心肺听诊无明显异常。辨证属阳虚血瘀。治宜温肾通络,活血安神。方拟温肾健脑通络汤加减。

处方:熟地黄10克,枸杞子10克,菟丝子10克,淫羊藿15克,巴戟天10克,五味子10克,黄精30克,全蝎5克,灵芝15克,僵蚕10克,珍珠母30克,山楂15克。7剂,水煎服,每日1剂。

二诊:服上方7剂后头痛缓解,但眩晕偶然发作,时伴恶心纳呆,阳虚血瘀兼有痰浊阻络。治宜温肾健脑,化痰通络。方拟温肾健脑通络汤合二陈汤。

处方:枸杞子10克,菟丝子10克,淫羊藿15克,巴戟天10克,白术10克,茯苓10克,泽泻10克,法半夏7克,陈皮7克,全蝎5克,僵蚕10克,珍珠母30克,山楂15克。7剂,水煎服,每日1剂。

三诊:服7剂后眩晕恶心若失。原方去泽泻,加菖蒲10克,继续调理月余,患者无明显头痛眩晕、恶心呕吐,病情稳定。

【诊疗心法要点】脑萎缩常因年老、外伤、颅内感染等因素引起,其发病机制不清楚。从本病例看,刘祖贻教授认为此病的病理基础是肾虚血亏,肾虚津气不能上承,脑髓空虚;加之人体年龄增大,气血亏虚,脑络失养,故而导致本病。其治疗宜以补肾养血为主,单纯平肝或活血,均只为权宜之计,待风阳平熄、血脉稍畅之后,则宜改用补肾养血法,以巩固疗效。

# 陈可翼治疗硬膜囊受压致头痛验案1则

## 验案

张某,男,48岁。2004年5月19日初诊。30余年反复出现头痛,去年查体发现后颈部囊肿,怀疑头痛与之有关,建议手术治疗,患者拒绝。平素大便干燥,服补中益气和六味地黄汤加减,大便干明显解除。现失眠梦多,左下腹时有牵涉胀痛,食纳、二便可。查:舌红、有裂纹而干,苔薄,脉弦细;血压115/70毫米汞柱,心率65次/分;颈椎示:颈椎退行性变,第5、6颈椎右侧神经根轴鞘囊肿,骨质增生,硬膜囊受压。诊为:肾阴不足、血瘀脑络之头痛(头痛,硬膜囊受压)。治宜补肾活血止痛。方拟六味地黄汤加减。

处方:生地黄20克,山茱萸12克,怀山药10克,牡丹皮10克,云茯苓12克,泽泻10克,川芎12克,延胡索12克。

二诊(6月16日):服药1个月,头痛明显好转。大便干,头顶部有揪紧感,查舌光少津,脉弦滑。上方生地黄加量至30克,再加石斛 30 克、川芎 15 克、藁本 15 克、牡丹皮 15 克,以加强补肾活血、祛风止痛之功。

三诊(6 月 23 日):服药后头痛有所改善,大便干燥,舌脉同前。上方加枸杞子 30 克、女贞子 30 克、肉苁蓉 30 克,以加强养阴润燥之功。

四诊(7 月 21 日):头痛稳定,略口干,大便正常。查:舌尖红,脉小弦滑。上方加菊花 30 克、墨旱莲 30 克,以加强补肾养阴、清利头目之功。

五诊(8 月 4 日):服药后诸证继续好转。查:舌尖红而干,脉小弦滑。上方加独活 12 克。

六诊(9 月 1 日):自诉多年来服用大量天麻制剂及其他中药制剂,效果均不明显。服上方以来症状稳定,舌脉同前。上方加僵蚕 10 克、全蝎 10 克,以加强熄风通络、止痛之功。

**【诊疗心法要点】**头痛日久必为虚象,加之失眠梦多,及舌红、苔薄有裂纹而干,脉弦细等舌脉,故辨为肾阴不足之头痛,以六味地黄丸为主加减使用女贞子、墨旱莲等二至丸和石斛、枸杞子等滋养肾阴,可谓方证对应;加之使用川芎、延胡索、藁本、牡丹皮、菊花等轻清升阳、祛风活血之品引经直达病所,最后加用虫类药搜风通络,缓缓图之以期巩固疗效,获得佳效。(《当代名老中医典型医案集——内科分册》)

# 何任治疗畸胎瘤致头痛验案 1 则

## 验案

楼某,男,46 岁。因头晕头痛 10 个月于 2008 年 7 月 28 日就诊。患者 10 个月前因巅顶部的畸胎瘤在当地医院手术治疗。术后 1 周,患者开始出现头晕头痛,当时以为手术后创口所致而未予重视。出院后,头晕头痛持续存在,并逐渐加重,多次去各地医院求治未果。刻诊:头晕头痛,双手捂头,转侧闭眼,面红目赤,右胁肋部疼痛不适,易激易怒,怒则痛剧。小便黄赤,大便干结,夜寐不安,纳食尚可。舌红、苔黄,脉弦劲。辨证属肝经郁热,病脏属肝。治宜清肝泻热。

处方:龙胆草10克,车前子10克,通草15克,黄芩10克,泽泻10克,当归6克,生地黄30克,柴胡10克,生甘草6克,焦栀子10克,淡豆豉30克,淡竹叶30克,夜交藤30克,生大黄6克。

服用7剂,病去大半;服用21剂,诸证若失。

【诊疗心法要点】"有病有症,以症循脏,治病求本",这是治疗"有病有症"患者的思路。本案中患者"有病有症",病在畸胎瘤术后,症在头晕头痛,面红目赤,胁肋不适,易激易怒,小便黄赤,大便干结,舌红、苔黄,脉弦劲,以症循脏,由此知之病位在肝,治疗上当泻肝经实火,以龙胆泻肝汤加味,治病求本。脏腑生理功能及其病理变化是何老五脏辨证的理论依据。脏腑病症是脏腑功能失调反映于外的客观征象。《灵枢·本脏》云:"有诸于内,必形诸于外。"脏腑分治,尤其是五脏分治,使治疗疾病时更加有的放矢。何老认为,在进行五脏辨证时,要从整体角度分析脏腑病变所属证候。整体观是中医的精粹之一,而人体是一个以五脏为中心的有机整体。五脏和六腑之间,五脏和各组织器官之间,生理上互相联系,病理上互相影响,只有从整体角度出发,以五脏辨证为纲,最终制定治法方药。根据临床实际,对于症状明显,不论诊断明确与否,可以通过仔细辨析临床症状、体征,以症循脏,抓住疾病的根本,治病求本,即能取得桴鼓之效。(何若苹,徐光星,顾锡冬,等2010年第1期《中医杂志》)

## 刘祖贻治疗蛛网膜囊肿致头痛验案1则

### 验案

王某,女,34岁。2004年3月7日初诊。以"头痛头昏半年"为主诉就诊。诉反复头痛头昏半年,西医确诊为"左颞侧蛛网膜囊肿"，服过许多中西药物，症状不缓而求诊。患者表现为左颞侧及头部隐痛、刺痛或胀痛，常因劳累或情绪不佳而发作或加重。伴多梦、乏力、口干等，舌淡红、苔薄黄，脉沉细弱，诊断为气血亏虚、瘀血阻络之头痛。治宜益气养血，活血通络。药用四物汤加味。

处方：太子参30克，当归10克，炙何首乌15克，延胡索15克，三七粉6克，三棱10克，白芍30克，甘草7克，生牡蛎30克，山慈菇10克，川芎10克，露蜂房10克。7剂，水煎服，每日1剂。

二诊：服上方7剂后头痛症缓，乏力多梦明显，去三棱，加生黄芪、赤灵芝，再7剂。另嘱：调情志，避劳累。

三诊：头痛已不明显，乏力多梦明显减轻，后继续调理月余，诸证悉平。

【诊疗心法要点】头痛有实证、虚证，亦有虚实夹杂证。中医临床须辨证施治，实者去实，虚者补虚，虚实夹杂者，自当补虚泻实，临证之中，须当详审证候，随证加减。久痛不愈多因虚致瘀头痛，先以去实治瘀为主，后以补虚调气血为要。后调理，注意调情志，适劳逸。（《当代名老中医典型医案集——内科分册》）

## 周仲瑛治疗脑膜瘤致头痛验案1则

### 验案

朱某，女，85岁。2008年12月18日初诊。患者患有脑膜瘤2年，在某医院以甘露醇脱水治疗后建议手术。经常头痛，部位不定，颈痛，两目紧闭不欲睁开，精神萎靡，时欲恶心，有时吐出酱红色黏液，大便量少艰行，尿频量少，口干，舌苔淡黄浊腻、质暗紫，脉细滑。辨证属风痰瘀阻，上蒙清阳。

处方：制白附10克，制天南星15克，僵蚕10克，炙全蝎6克，川芎15克，泽漆15克，炒牛蒡子30克，炒白芥子10克，法半夏12克，熟大黄6克，炒莱菔子20克，石菖蒲10克，葛根15克，桃仁10克，土鳖虫5克，泽兰15克，泽泻15克，细辛4克，黄芪15克。7

剂,水煎服,每日1剂。

二诊(2008年12月25日):服药后疼痛缓解,有燥热感,周身酸痛,恶心欲吐间作,吐出痰水,手尖活动正常,大便偏干不畅,舌苔淡黄腻、质暗,脉细滑。将上方熟大黄改为9克,法半夏改为15克,加鸡血藤15克、陈皮6克、竹茹6克、蔓荆子10克。

三诊(2009年4月9日):头痛控制稳定,但有晕感,腿软酸痛,呕吐,胃胀,咳嗽有痰,脉细滑,舌苔淡黄腻、质暗紫。将初诊方去细辛、黄芪,改熟大黄10克、法半夏15克,加藿香叶10克、紫苏叶10克、黄连3克、吴茱萸3克、鸡血藤15克、川续断15克、陈皮6克。

此后每以上方化裁调治,头痛控制未发。

【诊疗心法要点】周老认为脑瘤的主要病理因素为风、痰、瘀、毒、热、虚,其发病以风痰阻窍、瘀毒互结为标,肝肾亏虚为本。急则治标,缓则标本同治,治标重于治本。脑为清窍,正常情况下,阴平阳秘,邪不袭入,清阳之气上升,浊阴之气下降,健而无疾。本案患者以头痛为主症,伴见两目紧闭,时欲恶心,舌质暗紫,乃风痰瘀阻、上蒙清阳。风痰瘀阻脑络,则清阳不得上升,浊阴不得下降,故发为头痛。全方以牵正散、下瘀血汤为主方化裁而来。整个治疗过程中祛风化痰散瘀贯穿始终,但其宗旨在于升清降浊。制白附、僵蚕、炙全蝎祛在上之风痰;桃仁、土鳖虫攻留滞之瘀血;制天南星、法半夏、炒白芥子、炒莱菔子化痰降气;石菖蒲、泽兰、泽泻芳香化湿,开脑窍;黄芪、葛根益气升清;细辛配熟大黄,细辛辛温发散,芳香透达,清而不浊,有升浮之性,诚如《本草新编》言"善降浊气而升清气,故治头痛如神",熟大黄大苦大寒,性禀直逐,长于下通,辛散苦降,一温一寒,相反相成,无燥烈伤阴之弊;炒牛蒡子泻火解毒;川芎为引经之使药。三诊之后头痛控制,去细辛、黄芪,逐渐加大熟大黄、法半夏之量,使得浊气降而清气自升,头痛乃平。考虑患者胃胀呕吐,在原方基础上加用理气燥湿之藿香叶、紫苏叶、黄连、吴茱萸,腿软加用鸡血藤。因药证合拍,故诸证皆平,收效满意。

对于已明确诊断为脑瘤所导致的头痛,周仲瑛教授认为此病虽病位在脑,但肝、脾、肾亏虚,功能失调仍为其发病基础,而风、火、痰、瘀、毒为其主要病理因素，表现为"下虚上实"之候。周仲瑛教授尤其指出脑瘤的发生亦与风邪关系密切，肝肾亏虚易于动风，水不涵木，阳亢化风，风生邪动；"巅顶之上，唯风可到"，皆内风一生，再与痰、瘀、毒、热诸邪胶结，即可循经上扰清空，结聚脑腑。内风与脑瘤的发病有极其重要的关系，且此病往往正虚与邪实相伴而行，而以虚实错杂者居多。故周仲瑛教授治疗脑瘤所导致的头痛多采用补虚泻实法，具体应用时，还要分清虚实的主次轻重，做到"扶正而不留邪，祛邪而不伤正"。临证用药时，应在滋补肝肾的基础上分而治之：若风毒明显，常用全蝎、蜈蚣、乌梢蛇、炙僵蚕；若痰毒明显，常用制天南星、白附子、法半夏、露蜂房、海藻、牡蛎；若瘀毒明显，常用水蛭、全蝎、地龙、鬼箭羽、制大黄、炮穿山甲、凌霄花；若热毒明显，常用山慈菇、猫爪草、白花蛇舌草、白毛夏枯草。（贾晓玮，李英英，郭立中 2012 年第 3 期《江苏中医药》）

## 张鸣鹤治疗良性颅内压增高致头痛验案 2 则

### 验案 1

袁某，男，50 岁。1975 年 9 月 22 日初诊。患者诉于 2 个月前开始感觉头痛，以前额和两眼眶为重，伴有头晕、恶心、呕吐。近 1 个月来症状明显加重，呕吐频作，不敢饮食，且感左侧上下肢体麻木，活动失灵。有时意识模糊，言语错乱，记忆力明显减退。病后 50 天经某医院神经科检查诊断为颅内压增高症，并于 1975 年 9 月 1 日住院治疗。当时检查两眼底有片状出血，两侧视神经乳头高度水肿。左侧上下肢肌力明显减退。脑血管及脑室充气造影：右侧脑室与对侧相比有边缘不整齐的小部分压迫现象。住院 10 天后行右侧颞肌下减压术。术中测脑脊液压力不高，脑脊液化验正常。病理检查脑组织呈点状出血。术后头痛减轻，呕吐止，眼底出血大部分吸收，其他症状同前。术后 10 天出院，出院诊断为出血性脑炎。

　　患者出院后即来我院就诊。当时门诊查体所见：病者神志清晰,言语謇涩,血压 150/100 毫米汞柱,体温正常,舌质暗红、舌苔黄腻,脉象弦。视野粗试正常,两侧眼底静脉充血。视盘边缘不清,视神经乳头高度水肿。颅神经查无异常。心肺(－)。行动困难,浅感觉正常,左手无力,不能握手。左侧霍夫曼征(＋),右侧戈登征(＋)。中医辨证为痰饮证。治宜健脾利湿,祛痰开窍。

处方:白术 24 克,泽泻 24 克,薏苡仁 24 克,车前草 24 克,姜半夏 9 克,竹茹 9 克,云茯苓 15 克,胆南星 9 克,草决明 15 克,川芎 9 克,石菖蒲 9 克,陈皮 9 克,菊花 12 克。水煎服,每日 1 剂。

二诊(1975 年 11 月 17 日):(家属代诉)服上方,每周 6 剂,未用其他药物,目前病情显著好转,头胀但不痛,食增而不呕,言语较前清晰,下肢活动较前灵活。眼球发胀未减轻。

处方:白术 24 克,泽泻 24 克,薏苡仁 24 克,半夏 9 克,车前草 24 克,胆南星 9 克,皂角 3 克,石菖蒲 9 克,草决明 15 克,川芎 9 克,桃仁 9 克,赤芍 15 克,红花 9 克,菊花 12 克。水煎服,每日 1 剂。

三诊(1976 年 10 月 18 日):述现只劳累时稍觉右眼发胀。两手指末梢有麻木感,记忆力恢复,行动自如,无其他不适。已于同年 4 月恢复原工作。体格检查:舌脉正常,血压 160/100 毫米汞柱,言语仍不流利,两手握力稍差,四肢活动自如。查眼底:左侧正常,右侧视盘边缘略显模糊,视神经乳头轻度水肿,余无异常发现。

处方:橘红 9 克,半夏 9 克,胆南星 9 克,皂角 3 克,石菖蒲 9 克,白术 15 克,泽泻 24 克,薏苡仁 24 克,云茯苓 15 克,夏枯草 24 克,草决明 12 克,丹参 18 克,菊花 12 克。水煎服,每日 1 剂。

上方嘱患者每周服 2 剂,连用 2 个月,症状全部消失,1 年后随访未再复发。


**验案 2**

白某,女,29 岁,某林厂职工。1975 年 2 月 28 日入院。自诉于 1970 年起经常头痛、头晕,记忆力减退,睡眠不好,经对症治疗后症状时轻时重。入院前 70 天突然感觉剧烈头痛,以前额为重,伴有恶心,有时呕吐,视物模糊变形。经当地医院检查疑为视神经乳头炎,并住院 2 个月,曾使用氢化可的松以及发热疗法,视力有所好转,余症未减轻。本次入院前数日曾在某医院做过腰穿,当时测脑脊液压力为 200 毫米汞柱,常规检验正常。蝶鞍摄片未见异常。1964 年头部曾被拳击伤,当时稍有头痛,短期自愈。曾做扁桃体切除术。月经周期常错后,量多,近 3 个月来淋漓不断,妇科检查无异常发现。

入院查体:舌质红、苔薄黄,脉象细数,血压 112/80 毫米汞柱。体质肥胖,视野粗试正常,两侧眼底静脉充血,有散在小片状出血,视盘边缘模糊,视神经乳头高度水肿。感觉无障碍。两下肢膝反射稍亢进,病理反射未引出。实验室检查:血红蛋白 110 克/升,白细胞计数 $5.3 \times 10^9$/升,血沉正常。中医辨证属痰饮证。治宜健脾利水,温经活血,镇心安神。

处方:白术 24 克,泽泻 24 克,茯苓皮 24 克,车前草 30 克,白茅根 24 克,猪苓 9 克,桂枝 6 克,丹参 24 克,赤芍 15 克,生龙骨 30 克,炒酸枣仁 15 克,菊花 12 克。水煎服。

二诊(3 月 12 日):服上方后头痛略轻,未再呕吐,月经又来潮,持续 7 天仍不止,色黑有块,改以健脾利水、活血止血为则。

处方:白术 24 克,泽泻 24 克,茯苓皮 24 克,车前草 30 克,猪苓 9 克,白茅根 24 克,益母草 15 克,丹参 15 克,赤芍 15 克,艾叶炭 9 克,棕榈炭 12 克。水煎服。

三诊(3 月 17 日):经血止,按上方去艾叶炭、棕榈炭,继服之。

四诊(4 月 14 日):头痛明显减轻,不恶心,视物较前清晰,不变形,眼底水肿明显好转,但睡眠仍不好。舌质正常、苔薄白,脉沉缓。仍按入院时原方去丹参、赤芍,加牡丹皮 9 克、益母草 12 克继续服用。以后病情持续好转,于 4 月 28 日出院。2 年后随访,一直正常工作。

【诊疗心法要点】良性颅内压增高症临床表现是以头痛、呕吐为主要症状,所以可以包括在中医的"头痛"或"呕吐"范畴内讨论。中医对头痛的病因分析甚为复杂。其临床表现也各有不同,但同时具有头痛、呕吐症状者多为因痰所致。《类证治裁》论头痛时指出:"因痰者呕眩肢冷。"这与颅内压增高的主症正相吻合。从现代医学观点来看本病,有颅内压增高就可能会有脑细胞的水肿或者脑脊液的增多或潴留,这与中医所说的痰饮积滞的含义颇为一致。正是从以上的观点出发,本病按照痰饮来辨证施治。不管是什么原因所致的颅内压增高,治痰则选用二陈汤,治饮则选用泽泻汤,二者合一作为统治痰饮的基本用方。

以上介绍的2个病例在临床症状方面还是有不少差别的。如验案1除了有头痛呕吐以外,还兼有意识模糊、言语错乱、左肢麻木失灵。因此适当加入胆南星、竹茹、石菖蒲以祛痰开窍。验案2则兼有月经过多及头晕失眠、记忆力减退等症状,因此方中适当加入益母草、赤芍、艾叶炭、棕榈炭以调经止血,加入生龙骨、炒酸枣仁等以养心安神。同时为了加强利水逐饮的作用,又适当增入猪苓、茯苓皮、车前草等,这样既能突出祛痰利湿的重点,又能照顾每个患者的具体病情,辨证得当,疗效满意。(张鸣鹤1979年第4期《山东中医学院学报》)


## 李振华治疗脑外伤后头痛验案2则

### 验案1

张某,女,53岁,郑州市一干部。1989年10月15日初诊。以"头痛2月余"为主诉就诊。诉今年7月骑自行车时两车相撞,跌倒短时失去知觉,苏醒后全身及头部疼痛,数日后,四肢不痛,唯头部刺痛不减,局限在头部左侧,同时伴有失眠多梦,记忆力减退。在某医院诊断为脑震荡后遗症,曾服维生素 $B_1$ 及止痛药无效而来就诊。检查:患者呈疼痛病容,心肺未闻及异常,腹软,无压痛及反跳痛,肝脾未及。舌质暗红、苔薄白,脉沉涩。治宜透窍通络,活血止痛。方拟通窍活血汤加味。

处方:当归12克,白芍10克,赤芍12克,桃仁10克,红花10克,丹参15克,菖蒲10克,蒸何首乌20克,麝香0.3克(分2次冲服),白芷10克,细辛5克,菊花12克,天麻10克,甘草3克,葱白

10厘米。水煎,每日1剂,分2次温服。

二诊(10月30日):上方一共服12剂,头部刺痛消失,头晕、失眠、健忘、多梦减轻。舌质红、苔薄白,脉沉细。治以养血活血、补肾宁神之法。自拟补脑汤为治。

处方:当归10克,白芍10克,赤芍12克,熟地黄15克,蒸何首乌20克,山茱萸15克,枸杞子15克,菖蒲10克,酸枣仁15克,丹参15克,菊花12克,细辛5克,甘草3克。

上方共15剂,诸证消失,精神复原,上班工作。

【诊疗心法要点】本病属中医学"外伤头痛"范畴,由于突受撞击,损伤头部血络,以致血瘀不通,气血运行不畅而致头痛。因而用通窍活血汤,通窍化瘀,活血理气,使血行流畅,疼痛自止。方中当归、赤芍、白芍、桃仁、红花、丹参活血化瘀,行气通络;菖蒲、麝香、细辛、白芷、天麻、菊花、葱白透窍散瘀止痛;蒸何首乌以养血;甘草调和诸药。待头痛基本消失,乃去麝香、白芷、桃仁、红花、天麻等透窍散瘀止痛之品,加熟地黄、山茱萸、枸杞子、酸枣仁滋肾补脑,养血安神以巩固疗效。

**验案2**

周某,男,65岁,台北市郊工人。1999年1月6日初诊。以"头痛30余年"为主诉就诊。诉于1968年初,头部受机械撞伤,外伤愈合后,留下头痛一症,30年不停,每天上午轻,下午重,如遇感冒受凉疼痛更甚,曾不断四处求医,先后到过台北、北京、上海等地诊治,均不见好转,遂经人介绍来郑州请李老治疗。检查:患者神清,查体合作,血压、心肺无异常,舌质紫、苔白,脉沉细涩。治宜活血化瘀,理气通窍,滋肾补脑。拟用通窍活血汤加减。

处方:蒸何首乌18克,赤芍15克,山茱萸15克,枸杞子15克,牡丹皮10克,川芎10克,郁金10克,菖蒲10克,白芷10克,羌活10克,天麻10克,细辛5克,桃仁10克,红花10克,香附12克,麝香0.1克(冲服),炮穿山甲10克,土鳖虫10克,甘草3克,葱白10厘米,黄酒50克为引。水煎,每日1剂,分2次温服。

患者共 3 次就诊于李老,共服药 250 剂,从无间断过 1 天。一诊 90 剂,症状减轻;二诊 90 剂,头痛进一步好转;二诊 70 剂,头痛彻底痊愈,至今未再复发。

【诊疗心法要点】该患者属外伤头痛,乃瘀血阻滞头部血络所致。故用通窍活血汤加炮穿山甲、土鳖虫、菖蒲、郁金、天麻、香附活血化瘀,理气透窍;头痛因受风受凉加重,故加入羌活、白芷、细辛疏风散寒以止痛;因久病伤肾,脉象沉细,故加入蒸何首乌、枸杞子、山茱萸滋肾补脑之品;甘草调和诸药。上药合用,肾气得滋,瘀血得活,风寒得散,头痛得除。李老治此病例深有感慨:"无论患者有什么重病、危病(除不治之症外)若能痊愈,都是两力一而促成:一是医师诊断用药正确;二是患者密切配合,二者缺一不可。"像周某从不间断地服药 200 多剂,实在难得,这也是周某久病能够痊愈的重要因素。李老还教诲我们:治慢性病要有方有守,有方是指诊断正确,选准方药;有守就是不轻易大变处方,坚持服药。对照此病例,确有指导意义。(谢海青 2008 年第 23 期《中国医药指南》)

## 路志正治疗脑外伤后头痛验案 1 则

### 验案

崔某,男,38 岁。1965 年 5 月因故头部受伤,此后长期头痛头晕,失眠多梦,舌体麻木,言语不清,时有精神失常,四肢麻木不仁,纳差。于 1976 年 2 月 28 日来京医治。查其体态肥胖,手足颤动,步态不稳,脉沉而弦滑,舌苔白腻。患者平素喜食肥甘,嗜烟酒。脉症合参,证系痰浊内生,久病入络,复因外伤展动,痰浊上蒙清窍所致。治宜化痰开窍。投夏蒲礞石汤治之。

处方:青礞石 30 克(先煎),陈皮 6 克,半夏、茯苓、黄芩、菖蒲、远志、白术、天麻各 9 克。每日 1 剂,水煎服。

连进 6 剂。此后宗原方随证略有加减,调治月余,头痛大减,余证均有不同程度的缓解或减轻。嘱服川贝母、胆南星、半夏、菖蒲、远志、白术、太子参、郁金各 9 克,陈皮 6 克,青礞石、磁石各 30 克(先煎)。隔日 1 剂,持续调治,以收全功。

【诊疗心法要点】痰浊上蒙之头痛特点是头痛昏沉,或头痛头重,常伴胸闷脘痞,肢体重着不仁,舌体麻木,语言不利,呕吐痰涎,恶心纳呆,舌苔白腻,脉弦滑。此证多见于形体丰腴之人,复因平素饮食不节,嗜甘喜肥,饮酒过度,脾胃运化失调,痰浊内生,上蒙清窍则头痛头昏沉重;痰浊阻于胸脘则痞满不舒,呕吐痰涎;痰浊痹阻经脉,故肢体不仁,舌麻木。治宜化痰开窍。常用自拟夏蒲礞石汤治之。

夏蒲礞石汤是路老治疗痰浊头痛的经验方。盖痰浊内生乃脾胃素虚、运化失常所致。故方中重用白术、黄芩、陈皮健脾祛湿,以治生痰之源,配半夏、天麻补虚以治其本,痰浊上蒙清窍,诸证蜂起用青礞石、菖蒲、远志化痰开窍以治其标;浊痰久郁有化热之势,佐加黄芩以清热。诸药相伍,共奏健脾祛湿、化痰开窍之功,标本兼顾,投之辄应。(路志正、李玉玲 1985 年第 12 期《辽中中医杂志》)

## 裘沛然治疗脑外伤后头痛验案 1 则

### 验案

薛某,女,58 岁。1969 年 12 月 1 日初诊。据述 3 年前头部外伤,迄今未愈,现仍头痛头晕,咽喉梗阻,甚而泛恶、心悸,舌苔薄腻,脉弦。

处方:黄芪 15 克,羌活 10 克,胆南星 6 克,半夏 10 克,煅龙骨 18 克,炙牡蛎 18 克,煅珍珠母 30 克,煅磁石 30 克,全蝎粉 1.2 克(分冲),川芎 10 克,白芷 10 克,当归 12 克。3 剂,每日 1 剂,水煎服。

二诊(1969 年 12 月 4 日):原方加制附子 10 克,5 剂。

三诊(1969 年 12 月 10 日):药后泛恶大减,咽喉梗阻亦轻,唯头痛、头重、心悸依然,舌苔薄腻,脉弦。

处方:全蝎粉1.5克(分冲),羌活10克,制附子10克,白芷10克,当归12克,煅龙齿18克,煅磁石130克,胆南星6克,藁本10克,炙土鳖虫10克,白术10克。10剂,每日1剂,水煎服。

四诊(1969年12月22日):服上药后诸证有所减轻,因吵架又见头痛额胀,咽喉梗阻,面浮,心悸,泛恶,脉结代。

处方:黄芪18克,制附子10克,桂枝10克,煅龙骨18克,煅龙齿18克,煅磁石30克,煅牡蛎18克,煅珍珠母30克,白芷10克,五灵脂10克,半夏10克,胆南星6克,生地黄24克,甘草10克。7剂。

五诊(1969年12月22日):原方去五灵脂,加蜣螂12克、炙土鳖虫10克、蜈蚣1.5克(分冲)。10剂。

六诊至八诊(1970年1月13日至1月26日):治感冒咳嗽、咽痒气逆等。

九诊(1970年1月30日):头脑鸣响,以散剂治脑外伤后遗症。

处方:黄芪30克,制附子30克,枸杞子15克,酸枣仁15克,白芷10克,蜈蚣10条,全蝎18克,蜣螂18克,白术30克,半夏18克,当归30克,骨碎补18克,甘草18克,茯苓30克,淫羊藿18克,川芎18克。共研细末,每日服3次,每次1.8克。

【诊疗心法要点】脑外伤后遗症患者常见肝肾亏虚、血络瘀阻、风痰上扰,风、痰、瘀夹杂而虚实并见。对此,先生常选用黄芪、白术、制附子益气温阳治头晕;羌活、藁本、白芷祛风止痛,专治头痛;蜣螂、蜈蚣、全蝎、炙土鳖虫、五灵脂,搜风通络;当归、川芎活血和血,半夏、胆南星化痰;煅龙骨、煅牡蛎、煅珍珠母、煅磁石重镇潜阳,枸杞子、酸枣仁养肝等。为方便长期服药,常在汤剂有效的基础上,选药作散剂缓调。治疗过程中,本例又兼见心悸、脉结代等,故于四诊用制附子、桂枝、甘草、煅龙骨、煅牡蛎、五灵脂、生地黄等。细析之,其中寓桂枝甘草龙骨牡蛎汤、炙甘草汤意在内。当年先生治阵发性心动过速等的效验方,并用温、血、虫、石四字概括其方药组成,温药如桂枝、制附子,血药如蒲黄、当归、生地黄、红花,虫类药有五灵脂,石药有磁石、龙骨、牡蛎等。此外,治疗常见的血管性头痛,先生则选用当归、白芍、川芎和血通络,黄芪、白术、附子益气温阳,枸

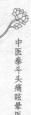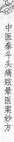

杞子、酸枣仁养肝,全蝎、蜈蚣搜风通络,龙骨、牡蛎、珍珠母重镇潜阳。或加桂枝、细辛温通;龙胆、黄柏苦寒泻肝,佐诸热药。亦为大方复治者。也可在汤剂有效基础上,作散剂缓调。(陆寿康 2012 年第 10 期《中医杂志》)

## 田玉美治疗脑外伤后头痛验案 1 则

### 验案

陈某,女,35 岁。1997 年 5 月 14 日初诊。因车祸致左侧头部持续性隐痛半年,近半月加重,伴四肢肌肉疼痛,失眠,多梦,神疲乏力,纳差,二便调,舌质有瘀点、苔薄白,脉弦细。辨证为肝肾不足,气血亏虚。治宜滋补肝肾,益气养血,佐以活血化瘀。

处方:黄芪 15 克,太子参 15 克,当归 15 克,川芎 6 克,生地黄 15 克,白芍 15 克,鸡血藤 15 克,炒酸枣仁 15 克,女贞子 20 克,墨旱莲 20 克,骨碎补 15 克,香附 15 克,菊花 10 克。

二诊:服药 14 剂,头面部麻木疼痛症除,能安静入睡,纳食正常,现时觉颈项不适,苔薄白,脉弦细。守上方,去香附、菊花,加葛根 15 克、怀牛膝 15 克舒筋活血以巩固疗效,随访半年未发。

【诊疗心法要点】田老认为,外伤头痛,从虚论治而非用活血化瘀获效,提示外伤头痛不可一概以血瘀认识,亦不可拘泥"久病多瘀"。头部外伤可因瘀血内停、脉络不畅而致瘀血头痛,亦可因气血外溢、脑失荣养而致血虚头痛。本证实乃气血不足,肝肾亏虚,兼有瘀血,故处方以参芪四物汤补养气血,用二至丸、骨碎补、鸡血藤补肝肾、活血脉而获效。(熊家平,刘青 2000 年第 4 期《江西中医药》)

## 颜德馨治疗脑外伤后头痛验案 1 则

**验案**

张某,男,82 岁,退休干部。因跌倒后头痛伴呕吐 5 小时,于 2000 年 10 月 15 日入院。入院检查:血压 150/75 毫米汞柱,神志清,颈软,心率 80 次/分,心律齐,未闻及病理性杂音,神经系统检查无特殊。在后枕部见约 3 厘米挫裂伤口,伤处渗血少量。CT 检查:右额叶脑挫裂伤,左额颞顶、右颞顶硬膜下积液,左颞骨骨折。患者平素有高血压、冠心病史。入院中医诊断:头痛(气滞血瘀)。西医诊断:①右额叶脑挫裂伤、左颞骨骨折;②冠心病;③高血压 III 期。入院后给予伤口包扎,中药曾先后服用黄连温胆汤、血府逐瘀汤等,西药曾用脱水、支持治疗等,呕吐消失,但头痛始终不减,痛甚时须肌内注射哌替啶(度冷丁)方止痛,每次亦只能止 2 小时左右。诊见:头痛剧烈,每于下午加重,范围较广,以双颞侧、前额为甚,后枕部伤处痛势并不甚剧,伴纳差、便结、睡眠不佳、口和不渴、小便略黄,无呕吐、发热等症。舌淡暗略胖、苔黄腻,脉弦细。

颜教授认为,首先宜审症求因。该患者有跌仆史,为其病因,此因跌仆后头痛,其病机必有瘀滞,这是共识。然而,细察其头痛部位,并非固定一处,而以双颞侧、前额为甚,伤处亦痛,但并不十分突出,疼痛的性质是痛势剧烈,发作时间是下午为甚,有间歇,故其病机特点中尚有"风"的因素。颜教授根据"巅顶之上,唯风可到",认为头风夹瘀,方形成该患者完整的病机。本患者"风"的形成,其因一是跌仆之后,风从破处而入;二是引动宿疾(高血压病)。识乎此,随证立法,明确了该病的病机证候,治疗就有了针对性。有瘀当攻瘀,贼风当搜逐,其治法为活血攻瘀,搜风通络。

颜教授认为,本患者须用哌替啶才能止痛,不是长久之计,因哌替啶有成瘾副作用,中药对该病治疗有优势。用药首选川芎,川芎为治疗头痛的第一要药,为血中气药,行气活血,用川芎关键在药量,该药须重用才建功,用量为30克;次用全蝎、蜈蚣,此为搜风通络之要药;再用熟大黄、水蛭攻瘀;用当归、白芍、熟地黄和血养血;蔓荆子引药归经。

处方:川芎30克,全蝎、蜈蚣各1.5克(研末吞服),水蛭3克,熟大黄、当归、白芍、熟地黄、蔓荆子各9克。2剂,水煎服。痛止后调理脾胃善后。

患者服药1剂,次日头痛消失。1剂痛止则第2剂不服,盖攻逐之品,毕竟耗气伤血,不可多服。患者尚见乏力,纳差,口不干,二便调,舌略淡、苔薄,乃以调理脾胃善后。

【诊疗心法要点】颜教授认为,由于世界人口的老龄化,脑病学的研究,已成为现代生命科学中的热点。颜教授治疗脑病根据王清任《医林改错》中"瘀血内阻"的思想,以及张景岳"瘀血有所留及、病久至羸"的观点,常以化瘀升清为要,作为其治疗脑病的指导思想。脑病的范围甚广,头痛即为其一,颜教授常以自拟基本方治之。

处方:羌活、当归、白芍、桃仁、红花各9克,川芎30克,生地黄12克,蜈蚣粉1.5克(冲服)、全蝎粉(冲服)。每日1剂,水煎,分2次温服。

随证加减:头痛游走不定,1日数发,加石楠叶、露蜂房各9克;伴目赤头胀,口苦咽燥者,加望江南、蔓荆子各9克,苦丁茶15克;烦热作呕者,加左金丸3克(吞服)、旋覆花9克、代赭石30克;神萎纳呆、舌苔白腻者,加苍术、法半夏各9克。上药中川芎量可由9克用至60克,适当加羌活祛风,引药上行。若前额痛加白芷,巅顶痛加藁本。虫类药蜈蚣、全蝎搜剔瘀阻络道之邪有殊功,宜提倡使用。治疗善后应服养血和血药,以强身巩固。20世纪80年代颜教授曾做过治疗分析,用上方治疗头痛40例(血管性头痛34例、外伤后头痛6例),治愈率72.5%,总有效率95.0%。(严夏,杨志敏,刘泽银2002年第1期《新中医》)

## 张镜人治疗脑外伤后头痛验案1则

**验案**

陈某,女,47岁。1980年3月25日初诊。患者以"外伤后头痛伴手足抽搐月余"为主诉就诊。1个月前不慎从三楼高处坠落,外伤头部,查X线示右枕骨、颅底骨骨折。神经系统检查,眼底乳头边缘模糊。经医院救治脱离险境,但后遗阵发性头痛,且有沉重感,痛甚则如锥如刺,泛恶频频,时或手足抽搐,左侧肢体麻木。舌苔白腻,脉细而涩。诊断:头痛(脑外伤后遗症)。辨证属颅骨外伤,脑海震动,气血瘀痹,兼以痰湿内盛,阻遏清阳。治宜活血祛痰,涤痰除湿。

处方:丹参15克,炒川芎6克,炒赤芍12克,桃仁6克,红花3克,生白术9克,泽泻15克,制半夏5克,陈胆南星3克,炒陈皮6克,炒竹茹6克,景天三七15克,蔓荆子9克,蒺藜9克,钩藤9克(后下)。5剂,每日1剂,水煎服。

二诊(3月30日):投上方药后,头痛减其大半,泛恶抽搐均平,唯感头目沉重,左侧肢体麻木,脉细而涩,舌苔白腻化而未净。再宗前法,参以和中芳化。

处方:丹参15克,炒川芎6克,炒赤芍12克,桃仁6克,红花3克,生白术9克,泽泻15克,制半夏5克,陈胆南星3克,景天三七15克,钩藤9克(后下),佩兰梗9克,白豆蔻1.5克(后下),生薏苡仁12克,炒桑枝15克,茺蔚子12克。10剂,每日1剂,水煎服。

服药15剂后,头痛已平,泛恶亦止,抽搐未作。眼底检查:乳头边缘清。连续服药月余,诸证痊愈,随访1年病情稳定。

**【诊疗心法要点】**头为诸阳之会,精明之府,坠楼损伤颅脑,蓄瘀未消,络气阻滞,复因湿盛痰凝,清阳失展,是以头部疼痛且兼泛恶,肢体麻木而兼抽搐。《灵枢·厥病》云:"头痛,不可取于腧者,有所击堕,恶血在于内。"《医宗金鉴·杂病心法》亦说:"因痰而痛晕者,

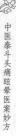

则呕吐痰涎。"临床亟须活血调营,祛瘀通络。川芎辛香善升,巅顶之瘀,尤为适应。景天三七功能散瘀治伤,止头痛颇灵验。然痰湿内盛,则化痰降逆,必不可少。张景岳曾谓:"但以头痛而兼痰者有之,未必因痰而头痛也。故兼痰者,必兼呕恶胸满胁胀,或咳嗽气粗多痰,此则不得不兼痰治之。"旨哉斯言。(《中国百年百名中医临床家丛书:张镜人》)

# 朱良春治疗脑外伤后头痛验案 1 则

## 验案

秦某,男,37 岁,工人。1983 年 6 月 9 日初诊。脑震荡后遗症 5 年,迭进中西药物,收效甚微。头晕健忘,失眠乏力,后脑偏左刺痛,固定不移,或有跳动感,每逢天气变化、环境喧闹而增剧。舌淡、边有紫斑、苔薄白,脉细涩,重按无力。朱师认为:脑震荡后遗症系久病入络,虚实夹杂,因其虚必须大补气血,滋养肝肾;因其实必须行气化瘀,活血通窍。方用健脑散。

处方:土鳖虫、当归、枸杞子各 21 克,红参、制马钱子、川芎各 15 克,地龙、乳香、没药、全蝎各 12 克,紫河车、鸡内金各 24 克,血竭、甘草各 6 克。研细末和匀。每次服 4.5 克,每日 2 次。

服 1 剂后,病衰已半。再服 1 剂,诸证悉除,记忆如常,沉病告愈。

【诊疗心法要点】《证治准绳·头痛》云:"头象天,三阳六腑清阳之气,皆会于此,三阴五脏精华之血,亦皆注于此。于是天气所发,六淫之邪,人气所变,五贼之逆,皆能相害。"本案是由头脑外伤,气滞血瘀,脉络阻塞,血凝头脑,延久不愈,耗伤气血,血虚精亏,脑髓失荣所致。方中红参、当归、枸杞子、紫河车大补气血,滋养肝肾;乳香、没药、血竭、鸡内金活血化瘀,全蝎、土鳖虫搜逐血络,疗伤定痛;地龙利水去浊,制马钱子通络止痛;川芎引药上行入脑;甘草调和诸药。(黄瑞彬 1990 年第 1 期《安徽中医学院学报》)

# 路志正治疗感染性头痛验案 1 则

## 验案

刘某,女,29 岁。1983 年 6 月 8 日初诊。3 年前于产后 7 日前额初觉疼痛,继而头两侧交替疼痛,缠绵不已,月经前后加重,伴恶心、呕吐。1983 年 3 月因生气突然双目暴盲,诊为原田型葡萄膜大脑炎。经用中西药治疗,视力好转,但仍头痛。现自觉前额隐痛胀痛,目胀夜甚,伴胃脘胀满,心烦易怒,失眠多梦,自汗畏风,纳食尚可,口干口苦喜饮,月经提前,量中等,带下量多,赤白相兼,大便干,小溲正常。舌体瘦边红、苔黄腻,脉来沉弦而细数。证属肝郁脾虚,为湿热内阻所致。治宜疏肝健脾,清热利湿。方用香柴枳术汤化裁。

处方:柴胡、炒荆芥穗、醋香附、半夏、广陈皮、炒枳壳、黄柏各 9 克,炒苍术 10 克,车前子、白芍各 12 克,鸡冠花 15 克。每日 1 剂,水煎服。

5 剂药尽,头痛大减,胃痛见轻,赤白带下减少,唯食后腹胀,夜寐欠安,脊背畏风发凉,舌质红、苔薄白而腻,脉沉细,既见效机,守方续进 5 剂。头痛已除,口不苦,入夜胃脘微感不适。本次月经来潮后未再头痛。舌边红、苔薄黄,脉沉细尺弱。治宗前法,上方去白芍,加茯苓 15 克,以理脾渗湿。再进 6 剂,以图全功。

【诊疗心法要点】肝郁脾虚头痛的特点是头两侧胀痛,或前额作痛,伴有心烦易怒,失眠多梦,胁痛,脘腹胀满,嗳气纳呆,大便时干或溏薄,舌质淡红有齿痕、苔白腻,脉弦滑。此证临床较为常见。每因忧思喜怒,肝气郁结,或情志抑郁,气机不畅,以致经脉阻滞所致。盖肝之经脉上贯膈,分布于胁肋,上行连目系,出于额,上行与督脉会于巅顶,与足少阳胆经互为表里,肝气郁结,经脉阻滞,势必影响少阳,故疼痛以头两侧或前额多见。肝郁乘土,脾胃受伐,运化失职,故有嗳气纳呆、脘腹胀满等症。治宜疏肝健脾,行气解郁。自拟香柴枳术汤治之。

香柴枳术汤系由柴胡疏肝散化裁而来。白芍、柴胡、炒荆芥穗养血柔肝,醋香附、炒枳壳理气疏肝;炒苍术、广陈皮健脾和胃,扶土抑木;加黄柏、鸡冠花以清热燥湿,凉血止带。(路志正,李玉玲1985年第12期《辽宁中医杂志》)

# 吴生元治疗感染性头痛验案1则

## 验案

刘某,女,50岁。1997年9月9日初诊。患者10个月前无明显诱因出现阵发性头痛,发作时剧烈难忍,曾于1997年3月往某医院治疗,CT检查未见异常,骨髓化验提示:血囊虫抗体( - ),脑囊虫抗体( + ),诊断为:①病毒性脑炎;②脑囊虫病。经抗病毒,营养脑组织,抗囊虫治疗好转出院。出院后头痛仍经常发作,7月再次住某医院,复查脑囊虫抗体( - )脑电图提示边缘状态脑电图,经抗囊虫、抗癫痫、脱水、激素治疗后出院。出院至今坚持服泼尼松近2个月,刻症见:头痛频发,剧烈难忍,倦怠无力,纳食甚少,睡眠欠佳,精神忧郁,二便调,舌淡苔白,脉沉缓,测血压140/89毫米汞柱。证属血虚受寒,寒入厥阴。治宜养血通脉,温经散寒。方用当归四逆汤加味。

处方:当归、桂枝各20克,细辛、吴茱萸各8克,木通、桃仁、天麻、藁本、延胡索、大枣、甘草各10克,杭白芍、生姜各15克。5剂,每日1剂,水煎服。

药后头痛减轻,精神睡眠转佳,饮食增加,原方加菖蒲10克,继服10剂,头痛告愈。

【诊疗心法要点】脑囊虫病所致头痛,若按一般法则论治,很难取效,导师认为"头为诸阳之会,清阳之府",厥阴经脉受寒,寒性收引,凝滞,易致气血阻滞,络道被阻,故头痛频作,剧烈难忍。用《伤寒论》之当归四逆汤加减,和厥阴以散寒邪,调营卫以通阳气,配桃仁活血祛瘀,通络止痛;吴茱萸、生姜加强散寒止痛之效;天麻祛风止痉;藁本发表散寒,引诸药上行;延胡索理气止痛;大枣、甘草健脾养血益气,调和诸药,全方配伍,养血通脉,温经散寒,使寒化阳升,血脉得通,头痛得解。(彭江云,吴洋1999年第4期《实用中医药杂志》)

## 邓铁涛治疗颈椎病性头痛验案1则

### 验案

郑某,女,72岁。2002年6月8日入院。头痛、头晕1月余。患者自5月4日起出现颈部疼痛伴后枕痛,前额、眉棱骨痛,有时出现双肩部麻木,恶心,呕吐,伴出汗,面部发热,在当地卫生所予以葡萄糖盐水静脉滴注好转,1天后又出现头痛,予参麦针静脉滴注,症状未能缓解,遂于5月17日到某医院治疗。予扩张血管药物,并做颅脑磁共振成像示:未见异常;颈椎磁共振成像示:颈椎退行性改变,$C_{4\sim5}$、$C_{5\sim6}$椎间盘突出,相应水平黄韧带肥厚,椎管狭窄。住院20余天转入我院,于6月8日入住心脏中心。检查:血压143/83毫米汞柱,心肺检查无阳性体征,神经系统检查未引出病理反射。$C_{4\sim6}$椎体压痛,颈向左转45°时眩晕加重,颈部拔伸眩晕减轻。舌暗红、苔少,脉滑。西医诊断:①颈椎病;②血管神经性头痛。中医诊断:头痛(肝肾阴虚,痰热内扰)。予灯盏细辛注射液静脉滴注、脑脉2号口服,中药汤剂以川芎茶调散加减,头痛无好转,于7月4日请邓教授会诊。诊见:患者头痛以前额、眉棱骨为甚,无恶心呕吐,面色淡白泛青,鼻准缺少光泽,口唇色暗,舌淡暗、苔薄黄腻,脉弦无力。邓教授认为患者病位以阳明经为主,且夹有痰热,痰阻络脉,络中瘀滞故头痛,脉无力、面色淡白、鼻准偏暗皆是脾气不足之象。故病机为气虚痰热瘀阻,本虚标实,而以标实为主。先治以清化痰热,通络止痛之法。

处方:法半夏、竹茹、蔓荆子各10克,茯苓15克,橘红、枳壳、芫蔚子、甘草、白芷、天麻各 6 克,五爪龙 30 克,蜈蚣 2 条。7 剂,每日 1 剂,水煎服。

服药后诉头晕明显减轻,头痛好转,发作时间及程度减轻,但每于晨起及中午头痛。

二诊(7 月 11 日):患者面部、鼻准色泽好转,舌苔已净、舌暗,脉弦涩。邓教授认为痰去瘀存,治法宜以化瘀通络为主。方拟血府逐瘀汤加减。

处方:柴胡、当归、枳壳、川芎、车前子、桃仁各 10 克,川牛膝、赤芍各 15 克,生地黄、熟地黄各 12 克,红花 6 克,甘草 5 克,五爪龙 30 克。

服 7 剂后头痛明显好转,已 3 天头未痛,后因家事生气又作,程度已不重。

三诊(7 月 18 日):患者仍口干,面色较暗,苔少、舌暗,脉弦转为柔和。守方去车前子,加石斛 15 克,坚持服用至 8 月 1 日,头痛痊愈出院。

【诊疗心法要点】本例头痛,西医诊断为颈椎病、血管神经性头痛,但用血管扩张药物无效。转中医治疗时套用祛风止痛药,疗效不佳。邓教授四诊合参:面色淡白、鼻准暗、脉无力,均为气虚之象,苔腻而黄为痰热之标;其痰乃气虚不运所致,热则由痰蕴阻而生,气虚痰阻则络瘀。因此,权衡标本虚实的辨证关系,先以除痰为主,佐以通络益气之法;痰热除则转为益气活血为主,选血府逐瘀汤化裁。方中不用桔梗用车前子,乃因桔梗性升,直行于上而不利头痛;车前子性下行,利水平肝,一药之易,颇见匠心,后因口干去车前子,加石斛以养阴。经本例辨证,笔者体会不能见病治病,使用通套之方药,辨证论治才是中医学之精髓,对虚实夹杂的复杂病症,要权衡主次轻重,药随证转,才能取得较好效果。(吴焕林,杨利,赵益业 2003 年第 5 期《新中医》)

## 吕景山治疗颈源性头痛验案 1 则

### 验案

患者,男,42 岁。2013 年 4 月 9 日初诊。以"头痛伴颈项部不适 1 天"为主诉就诊。诉由于过度劳累于今日上午出现双侧太阳穴胀痛,伴见头重,头昏,颈项部不适,双侧肩背部僵硬不舒,至下午上述症状加重来诊。查体:项部及双肩背部肌肉僵硬,颈部活动受限,右侧 $C_2$ 横突压痛明显并向头部放散,右侧 $C_{3~4}$ 椎旁压痛明显。诊断:颈源性头痛。证属气血不足,风中脉络,清阳被遏,气机不畅。治宜宣通气机,疏通络道。

处方:列缺、后溪。操作:单手快速进针,得气后在守气的基础上,列缺穴施捻转泻法,令针感向肘部传导;后溪穴施以双手同步行针法 1 分钟。共留针 30 分钟,行针 3 次,患者症状消失。起针后嘱患者夜卧避风。

二诊(4 月 10 日):患者诉诸证未曾发作。效不更方,守原方施治 2 次以巩固疗效。3 个月后随访,未见复发。

【诊疗心法要点】通常认为颈源性头痛是指由颈椎或颈部软组织的器质性或功能性病损所引起的以慢性、单侧头部疼痛为主要表现的综合征,其疼痛性质是一种牵涉痛,有研究分析总结认为,颈源性头痛的疼痛部位多为双侧头痛,有颈部僵硬感,头痛性质以胀痛为主等。针灸在颈源性头痛的治疗中以其效果好、副作用小等得到了广大临床医生的重视。列缺—后溪配伍治疗颈源性头痛,对病程短者,每收良效,经治 1~3 次即可使症状消失。

列缺、后溪二穴单独应用均可治疗头颈项部疼痛,临床多有报道。列缺穴为手太阴肺经络穴,八脉交会穴之一,通于任脉。列缺穴通过手阳明大肠经和任脉同头颈部间接相连"经脉所过,主治所及",通过针刺列缺穴可以激发上述经脉的经气,促进头颈部的经络调节,从而治疗头颈部的疾病。后溪又是八脉交会穴之一,通于督脉,可疏通督脉经气,有通经活络止痛之效。手足太阳经气相通,故后溪对督脉及手足太阳经脉循行所过部位的疼痛均有较好疗效,如头痛、偏头痛、落枕、颈椎病等所致的颈项不适,《通玄指要赋》云:"头项痛,拟后溪以安然。"列缺—后溪配伍应用,临床报道较少,是吕老专为治疗各种颈项强痛而设。列缺穴有疏风解表、宣肺平喘、通经活络止痛之功;后溪穴有宣通阳气、宁心安神、清利湿热、通络止痛之效。二穴伍用,通调任督二脉,宣通太阳经气,活络止痛之力增强。列缺、后溪二穴配伍应用,见于《针灸大全·千金十一穴歌》:胸项如有痛,后溪并列缺。二穴合用,能起到相互辅助的作用,对于治疗颈项强痛能加强疗效。(田佩洲 2013 年第 11 期《世界中西医结合杂志》)

## 干祖望治疗耳源性头痛验案 1 则

### 验案

高某,男,44 岁。1985 年 1 月 31 日初诊。诉头胀痛,两耳似有物堵、胀满不舒,耳鸣重听,外院诊为分泌性中耳炎,曾穿刺抽液两次,予中药治疗后,头痛耳鸣缓解,唯闭气时两耳胀满依然,积液屡抽屡见。检查:鼓膜浑浊内陷,紧张部有穿刺疤痕,音叉试验:(双)RTAC < BC,ST 升高,WT 居中。苔薄白,脉滑。脉症合参:过劳伤气,脾虚失健,制水无权,酿积之液抽而复生;凡败津腐液者,当隶痰也,痰浊上蒙,清窍闭塞,耳胀闭气则必然。拟以健脾消痰通窍为治。

处方:陈皮、半夏、白芥子、天竺黄、胆南星各 6 克,党参、葛根、茯苓、紫苏子各 10 克,菖蒲、甘草各 3 克。10 剂,每日 1 剂,水煎服。

复诊:两耳已渐通畅,听力基本恢复。再用参苓白术散以固其效。

【诊疗心法要点】对于分泌性中耳炎,中医学无专章论述,就症状而言,皆以听宫积液作祟,可出现耳闷闭气,耳鸣重听,头脑昏胀等症。干老治疗此症,当分三步:病初以消痰利湿为主,三子养亲汤和二陈汤加减,若兼肝阳亢盛,风热上扰,佐加清肝潜阳、疏风清热之品;中期以健脾利湿、化痰通窍为法,六君子汤合参苓白术散加减;后期多为积液吸收而现耳窍闭塞,因痰气凝滞所致,可酌加行气破瘀之品。耳谷之潴液乃败津腐液,属痰作祟,在体内,随气升降,溢于耳内,变生此疾。故治取二陈合三子养亲汤加减。以二陈汤燥湿化痰,加紫苏子降气祛痰,白芥子祛皮里膜外之痰,天竺黄、胆南星剔除顽痰,党参健脾益气,以治其生痰之源,稍佐葛根、菖蒲芳香化浊,升清通窍。诸药合用,共奏燥湿化痰、健脾助运、行气通窍之功,盈腔之液乃自退,闭塞之窍可通达之。(徐泳 1989 年第 2 期《辽宁中医杂志》)

# 头痛妙方

## 李辅仁治疗头痛验方 1 则

**验方：清脑熄风汤**

【药物组成】天麻 10 克，钩藤 10 克(后下)，葛根 15 克，黄芩 10 克，龙胆草 5 克，菊花 10 克，生地黄 15 克，天冬 15 克，麦冬 15 克，玄参 15 克，石斛 15 克，天花粉 20 克，茺蔚子 10 克，白茅根 30 克，羚羊角粉 0.5 克(分冲)。

【方义】方中天麻、钩藤、菊花、葛根、茺蔚子相伍用以清热镇痉、熄风化痰，葛根据现代中药研究认为能扩张脑、心血管，改善脑循环、冠状动脉循环，有较强缓痉清热作用；黄芩、龙胆草以清肝胃之热，麦冬、生地黄、玄参为增液汤，配石斛、天花粉、天冬以滋阴生津；羚羊角粉清热醒脑，白茅根、生地黄清热凉血生津。待神清、头痛缓解、嗜睡改善，唯见半身不遂、口干思饮等症时，以滋肾养阴、平肝通络治之。

【药物组成】生地黄 20 克，玄参 15 克，天冬 15 克，麦冬 15 克，枸杞子 15 克，桑枝 30 克，桑椹 10 克，鸡血藤 15 克，当归 15 克，川芎 10 克，郁金 10 克，菖蒲 10 克，葛根 15 克。

【方义】增液汤配枸杞子、桑椹以滋肾养阴，当归、川芎、鸡血藤、桑枝以养血活血通络，郁金、菖蒲以解郁开窍，行气化瘀，葛根以改善脑及外周血液循环。（刘毅 1992 年第 6 期《山东中医学院学报》）

# 李玉奇治疗头痛验方 2 则

## 验方 1

【药物组成】茯苓 25 克,枇杷叶 20 克,王不留行 15 克,通草 10 克,胆南星 5 克,半夏 15 克,苦参 10 克,薏苡仁 20 克,蝉蜕 20 克,天竺黄 15 克,川芎 20 克,僵蚕 15 克,木通 10 克,白芷 15 克。

【主治】头痛伴烦躁不安,头重身痛,时轻时重并无规律,经久不愈。舌苔白腻,脉滑。

【方义】痰湿内生,阻遏清阳,上蒙清窍则为痰浊头痛,法当健脾燥湿,化痰降逆,一般方用半夏白术天麻汤。本证头部重痛,烦躁不安为湿郁化痰、痰阻脉络所致,故药用茯苓、王不留行、通草、薏苡仁利水渗湿,枇杷叶、胆南星、半夏、天竺黄化痰;川芎、白芷通上窍,木通利下窍,蝉蜕、僵蚕通络定痛,治法井然,用药确有独到之处。

## 验方 2

【药物组成】生蒲黄 20 克,五灵脂 15 克,桃仁 15 克,磁石 20 克,红花 10 克,赤芍 15 克,木通 10 克,牛膝 20 克,甘草 10 克。

【主治】头痛具有上午痛甚、下午痛缓,持续头痛的特点,痛点多在前额和两侧太阳穴,饭后尤重;精神紧张,则头痛加剧,伴有恶心、手足冷、无汗等。

【方义】药用失笑散加桃仁、红花、赤芍、牛膝等活血化瘀之品,化瘀中寓通、利、敛、引之功用,少佐磁石重镇安神,配伍精当,出奇制胜。(《中国百年百名中医临床家丛书:李玉奇》)

# 李振华治疗头痛验方 2 则

## 验方1：通窍止痛汤

【药物组成】桃仁、红花、川芎、赤芍、麝香、生姜、葱白、黄酒、细辛、白芷、天麻、节菖蒲、土鳖虫、穿山甲等。

【方义】李老在通窍活血汤原方基础上加强辛温通络之品及虫类药组成通窍止痛汤，认为瘀血为有形之阴邪，而脑为诸阳之会，三阳经气聚于头面，若阳虚浊邪阻塞脑络，气血瘀痹而为瘀血头痛者，必加重辛温通络，以直中瘀血阻络、阴邪凝滞而头痛的病机。故原方用川芎、麝香、生姜、葱白温通脉络，李老在家传经验上除再加入细辛、白芷、天麻、节菖蒲以加强辛温通络之外，同时又用虫类药搜风通络，宣通阳气，常用土鳖虫、穿山甲等。

## 验方2：补脑汤

【药物组成】当归、川芎、赤芍、熟地黄、蒸何首乌、山茱萸、枸杞子、石菖蒲、酸枣仁、丹参、菊花、细辛、甘草。

【方义】瘀血渐消，头痛症状缓解后，久病及肾，肝肾亏虚，脑髓失养，"厥阴风木上触"，应以熄肝风、滋肾液为主，他主张后期要注意用熟地黄、蒸何首乌、山茱萸、枸杞子等滋补肝肾，健脑生髓。以养血活血，滋补肝肾，宁神，恢复脑功能。（华荣，李郑生 2006 年第7 期《中药学学刊》）

# 娄多峰治疗头痛验方 1 则

## 验方

【药物组成】丹参 10～20 克，川芎 6～9 克，藁本 6～12 克，香附 10～20 克，桔梗 10～20 克。

【方义】方中丹参活血祛瘀,安神宁心,镇静止痛,为治头痛之要药,最大量可用至30克。川芎行气开郁,祛风燥湿,活血止痛,治一切风、气、血、劳伤,调众脉,破癥结宿血,为气中之血药;香附理气解郁止痛,为血中之气药,气血两散,能疏达郁滞,也为治头痛之要药。桔梗一药,世人多用其开宣肺气,祛痰排脓。娄氏用之,乃因其上入肺经,肺为主气之脏,故应为气分药,且上中下皆可治之。方用桔梗能增强上述诸药通经活络,行气解瘀的作用。

【临证加减】头胀痛,恶风寒,常喜以棉帛裹头者,加白芷3~6克、羌活6~9克、细辛6~9克;头中烘热胀痛,面红目赤,口渴欲饮,舌苔黄,脉数者加生石膏30~90克、连翘9~18克;头脑空痛,眩晕耳鸣,腰膝酸软者,加枸杞子15~30克、何首乌15~30克、玄参15~30克;头痛偏在两侧,头晕目眩明显,怕见阳光,泛恶欲吐,心烦失眠,脉弦者,加珍珠母15~30克、石决明15~30克、白芍15~30克;头痛如针刺,痛有定处,或有外伤史,舌质紫暗或有瘀点者,加牛膝10克、赤芍10克,丹参用至30克。太阳经痛加羌活,阳明经痛加白芷,少阳经痛加柴胡,太阴经痛加苍术,厥阴经痛加吴茱萸,少阴经痛加细辛。(《古今名医临证金鉴·头痛眩晕卷》)

## 路志正治疗头痛验方4则

### 验方1:二至首乌汤

【药物组成】女贞子、墨旱莲、何首乌、枸杞子、怀牛膝、桑寄生、菟丝子、钩藤、炒白术、炒麦芽。

【方义】墨旱莲,何首乌、枸杞子、怀牛膝、桑寄生等药以滋补肝肾。张景岳云:"善补阴者,必阳中求阴,则阴得阳开而泉源不竭。"故配菟丝子既能补阴,又能助阳,助阳而不燥,补阴而不腻。然阴虚之体,肝肾本亏,水不涵木,肝阳略有偏颇,故加双钩藤以平肝阳。上类药物阴柔者居多,有助湿碍脾之嫌,故配炒白术、炒麦芽以防其滋腻,互相配合,治肝肾阴虚所致之头痛颇为合拍。

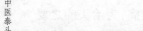

## 验方2：温阳通络饮

【药物组成】党参、黄芪、炒白术、怀山药、附片、细辛、菟丝子、熟地黄、当归、川芎、蜈蚣。

【方义】温阳通络饮乃路老治疗脾肾阳虚头痛之常用方。方中取党参、黄芪、炒白术以健脾气；用附片、菟丝子、细辛以温肾阳。相互配合，共收补气温阳之功。根据《黄帝内经》"气归精，精化为气"精气互根的理论，从阴中求阳，加当归、熟地黄养血滋阴，峻补精血以增进上两组药物的效力。当阳气虚衰，不能上注，独阴翳蔽，阻滞脑络，细辛能散阴寒，为治少阴头痛专药。《临证指南医案》："如阳虚浊邪阻塞，气血瘀痹而为头痛者，用虫蚁搜逐血络，宣通阳气。"又加善行走窜之蜈蚣，以通滞活络。

## 验方3：香柴枳术汤

【药物组成】柴胡、香附、枳壳、白芍、白术、山药、陈皮。

【方义】香柴枳术汤系由柴胡疏肝散化裁而来。白芍、柴胡养血柔肝；香附、枳壳理气疏肝；白术、山药、陈皮健脾和胃，扶土抑木；加黄柏、鸡冠花以清热燥湿，凉血止带。

## 验方4：夏蒲礞石汤

【药物组成】半夏、菖蒲、青礞石、茯苓、黄芩、白术、远志、天麻、陈皮。

【方义】夏蒲礞石汤是路老治疗痰浊头痛的经验方。盖痰浊内生乃脾胃素虚，运化失常所致。故方中重用白术、黄芩、陈皮健脾祛湿，以治生痰之源，配半夏、天麻补虚以治其本，痰浊上蒙清窍，诸证蜂起用青礞石、菖蒲、远志清痰开窍以治其标；浊痰久郁，有化热之势，佐加黄芩以清热。诸药相伍，共奏健脾祛湿、化痰开窍之功，标本兼顾，投之辄应。（路志正，李玉玲1985年第12期《辽宁中医杂志》）

## 吕景山治疗头痛验方4则

### 验方1

【取穴】①百会、风府；②后溪、束骨；③列缺、后溪；④承浆、风府。

【治则】疏风散寒。

【主治】风寒头痛。症见：全头疼痛，痛引项背，受风感寒尤甚，恶风畏寒。

【方义】百会为督脉经穴，督脉与手足三阳经之交会穴，位于头顶正中，内为元神所居，有健脑宁神之功，风府亦为督脉经穴，位于脑后，内与生命中枢相近，为风邪侵袭之门户，有散风邪、固表分之效。百会以升清潜阳为主，风府以祛风散邪为要，二穴伍用，调理元神气机，醒脑开窍、祛风止痛之力益彰；后溪、束骨伍用，出自《灵枢·杂病篇》："项痛不可俯仰，刺足太阳，不可以顾，刺手太阳也。"后溪为手太阳小肠经输穴，又是八脉交会穴，通于督脉，有宜通阳气、宁心安神、通络止痛之功，束骨为足太阳膀胱经输穴，有宜通阳气、祛风散寒、发汗解表、通络止痛之效，二穴伍用，一手一足，一上一下，同经相应，同气相求，相互促进，疏通太阳经气，祛风散邪，通络止痛之力益彰；列缺为手太阴肺经络穴、八脉交会穴，通于任脉，有疏风解表、宣肺平喘、通经活络止痛之功，后溪同前，二穴伍用，通调任、督二脉，祛风散寒、通络止痛之力益彰；承浆与风府伍用，出自《玉龙歌》："头项强痛难回顾，牙疼并作一般看，先向承浆明补泻，后针风府即时安。"《卧岩凌先生得效应穴针法赋》："风伤项急始求于风府，应在承浆。"承浆为任脉腧穴，有疏口齿面目风邪，调阴阳气机乖逆之功，风府同前，二穴伍用，一任一督，一前一后，两面夹击，通经活络、祛风止痛之力更彰。

【操作】百会向前或向后沿皮刺0.5～1寸，针刺用捻转泻法，艾条灸5～10分钟，风府直刺0.5～0.8寸，以得气为度，切勿向上斜

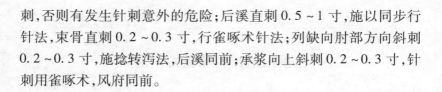

刺,否则有发生针刺意外的危险;后溪直刺 0.5 ~ 1 寸,施以同步行针法,束骨直刺 0.2 ~ 0.3 寸,行雀啄术针法;列缺向肘部方向斜刺 0.2 ~ 0.3 寸,施捻转泻法,后溪同前;承浆向上斜刺 0.2 ~ 0.3 寸,针刺用雀啄术,风府同前。

### 验方2

【取穴】①合谷、曲池;②后溪、申脉;③风池、后溪;④列缺、合谷。

【治则】疏风清热,泻火止痛。

【主治】风热头痛。症见:头痛而胀,甚则如裂,多偏于一侧,发热恶风,面红耳赤。

【方义】合谷为手阳明大肠经原穴,有调气活血、清热退烧、疏风解表之功,曲池亦为大肠经合穴,有疏风解表、调和气血之效,曲池走而不守,合谷升而能散,二穴相合,以合之轻,载曲池之走,上行于头面诸窍,而行其清散作用,故能扫荡一切邪秽,消除一切障碍,共奏清热散风之效;申脉为足太阳膀胱经腧穴,乃阳跷脉所生之处,为八脉交会穴,通于督脉,又与后溪穴相沟通,有疏表邪、定神志、舒筋脉、止疼痛之效,后溪同前,二穴伍用,同经相应,同气相求,相互促进,通调督脉,散风清热之力增强;风池为足少阳胆经腧穴,手足少阳、阳维、阳跷之交会穴,穴居脑后,为风邪侵袭的门户,有祛风解表、疏邪清热、调和气血、通络止痛之功,后溪同前,二穴伍用,风池以祛风为主,后溪以清热为要,风池为病所取穴,后溪为循经远道配穴,一上一下,通经活络,祛风止痛,清热泻火之力益彰;列缺同前,合谷同前,二穴伍用,为原络相配,祛风通络,清热止痛之力增强。

【操作】合谷直刺 1 ~ 1.2 寸,曲池直刺 1 ~ 1.5 寸,施以提插泻法;后溪同前,申脉直刺 0.2 ~ 0.3 寸,行捻转泻法;风池直刺 1 ~ 1.2 寸,令针感向侧头部放散为度,后溪同前;列缺、合谷同前。

### 验方3

【取穴】①支沟、阳陵泉。②外关。足临泣。③合谷、太冲。

【治则】疏肝理气,平肝潜阳。

【主治】肝阳头痛。症见:头痛眩晕,痛在侧头,心烦易怒,口干口苦,胁肋胀痛。

【方义】支沟为手少阳三焦经腧穴,有清利三焦、活络散瘀、清热泻火、行气止痛之功,阳陵泉为足少阳胆经合穴,有疏泄肝胆、和解少阳、祛风清热、缓急止痛之效,二穴伍用,一上一下,同经相应,同气相求,相互促进,相得益彰,疏散郁结,和解少阳,平肝止痛之力增强;外关为手少阳三焦经络穴,有通经络、行气滞、调气血、止疼痛之功,足临泣为足少阳胆经八脉交会穴,能疏泄肝胆、平肝熄风、调和气血、通络止痛,二穴伍用,同经相应,同气相求,清泻肝胆,通络止痛之力倍增;合谷同前,太冲为足厥阴肝经输穴、肝之原穴,有调和气血、通经活络、疏肝理气、平肝熄风止痛之效,二穴参合,合谷主气,清轻升散,太冲主血,重浊下行,一气一血,一升一降,相互制约,相互为用,相互促进,相互依赖,行气活血,通络止痛,调整整体功能益彰。

【操作】支沟直刺 1～1.2 寸,阳陵泉直刺 1～1.5 寸,针刺均用同步捻转泻法;外关直刺 0.5～1 寸,足临泣直刺 0.3～0.5 寸,针刺同用泻法;太冲直刺 0.5～1 寸,合谷同前。

## 验方 4

【取穴】①头维、风池、丰隆;②头维、风池、列缺、丰隆。

【治则】涤痰降逆,通络止痛。

【主治】痰厥头痛。症见:头痛如破,身重如山,胸脘满闷,呕吐痰涎。

【方义】头维为足阳明胃经腧穴,有祛风散邪、清热明目、通络止痛之功,风池同前,丰隆为足阳明胃经络穴,有和胃气、降浊逆、化痰湿、清神志、安心神之效,三穴伍用,降浊涤痰、通络止痛之力益彰;头维、风池、列缺、丰隆同前,诸穴参合,宣降化痰、祛风通络止痛之力增强。

【操作】头维平刺(向丝竹空或向率谷方向刺)1～2 寸,针刺用

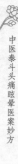

泻法,风池直刺 1～1.2 寸,令针感向侧头部放散为度;列缺向肘部方向斜刺 0.2～0.3 寸,施捻转泻法;丰隆直刺 1～1.5 寸,针刺用泻法。(吕景山 1990 年第 3 期《山西中医》)

## 张学文治疗头痛验方 5 则

### 验方 1:清脑通络汤

【药物组成】草决明 30 克,川芎 12 克,赤芍 10 克,山楂 15 克,丹参 15 克,磁石 30 克(先煎),菊花 12 克,葛根 15 克,地龙 10 克,豨莶草 30 克,川牛膝 15 克,水蛭 6 克。

【主治】该方清脑降压,活血通络,主治中风先兆。症见头痛、头昏、眩晕、耳鸣、肢体麻木、手足逐渐不利、疲乏无力,舌质淡紫、舌下静脉瘀阻,脉弦细等。

【方义】此方是治疗中风先兆的经验方。主要针对高血压早期,头昏眩晕,肢麻舌麻,血压升高或上下波动,血脂升高等症。由于高血压早期病机多属肝热血瘀,故拟此方。方中草决明、菊花专清肝脑之热;水蛭、川芎、赤芍、山楂、丹参化心脑之瘀;磁石平肝阳之亢;川牛膝补肝肾之虚;地龙、豨莶草通络降压;同时草决明、山楂兼降血脂,软化血管。此外,高血压导致的心脏病也可应用此方,在原方基础上加栝楼、薤白、三七等。

【临证加减】肝肾不足加山茱萸、杜仲、桑寄生;语言迟钝加胆南星、菖蒲、郁金、天竺黄;胸闷胸痛加栝楼、薤白、三七;肢体不利加鸡血藤、威灵仙等。

### 验方 2:通脉舒络汤

【药物组成】黄芪、丹参各 30 克,红花、川芎各 10 克,地龙、川牛膝各 15 克,桂枝 6 克,山楂 30 克。

【主治】该方具有益气活血、通脉舒络、排滞荡邪、祛瘀生新之功效,主治中风、痹症等偏于气虚血瘀者。

【方义】本方由清代王清任之补阳还五汤加减而成。方中重用黄芪补气;川芎为血中气药,通行血海;红花活血祛瘀行滞;地龙咸寒走窜,入络剔邪,熄风止痉;川牛膝活血通络,引血下行,走而能补,兼滋肝肾;丹参功秘"四物",善活血凉血、养血益心、祛瘀生新、安神定志;桂枝通阳化气;山楂入血分。该方能补能攻,能上能下,且寒温并施,可防辛温走窜之品伤及阴血,共奏益气活血、通脉舒络、祛瘀生新之功。特别是山楂,既可活血散瘀,又可消解诸药之腻,健脾和胃。使用经验是:宜早期使用,坚持使用,在发病后3个月内使用效果最好,最迟不宜超过半年,且宜坚持用药1~3个月。

【临证加减】意识、语言障碍明显,属气郁或痰湿内阻者加郁金12克,菖蒲、法半夏各10克,茯苓15克;语言障碍、吞咽困难者,原方去桂枝,加胆南星、郁金、天竺黄各10克;头痛甚者去桂枝、红花,加僵蚕10克、菊花15克;眩晕明显、属肝阳上亢者去桂枝、川芎、黄芪,加珍珠母30克(先煎),茺蔚子、天麻各10克;纳呆胸闷、舌苔白腻、湿浊明显者,加白术、茯苓各10克,薏苡仁20克或藿香、佩兰各10克;呕吐者加竹茹、姜半夏各10克;便秘、口臭者加大黄12克(后下);抽搐者去桂枝,加僵蚕、钩藤各10克。

### 验方3:通窍活血利水汤

【药物组成】丹参、白茅根各30克,桃仁、红花、川芎、赤芍各10克,茯苓20克,川牛膝15克,水蛭6克,麝香0.1克,黄酒30~90克,葱白10厘米。

【主治】该方通窍活血,利水化浊,主治中风、颅脑外伤、脑积水、顽固性头痛、脑肿瘤,辨证属于颅脑水瘀或颅脑积血者。(煎服方法:先将黄酒洒在干药上,用纸或布封紧器口,20分钟左右,使黄酒渗入药中,而后除麝香外,余药清水煎,取药汁或温开水冲服麝香粉。)

【方义】中风、脑积水、颅脑损伤诸疾,病机多由瘀血阻塞,脑络不通,或血不利而为水,导致水湿停聚,水瘀壅塞,闭阻脑窍瘀阻是本,窍闭为标,故立通窍活血、利水化浊之剂。本方由王清任通窍活血汤化裁而来。导师认为,麝香一味通窍活血,通阴达阳,香窜走络,用于颅脑积血积水之证最宜,为方中主药,如缺此药,常影响疗效。临床缺乏,可用冰片 0.2 克冲服代之,或用白芷 6 ~ 9 克试代之。川芎、桃仁、红花、赤芍、丹参、水蛭共为活血化瘀通络之品,直接针对瘀阻脑络之病机关键,共为辅药。茯苓、白茅根利水化浊,川牛膝滋益肝肾,又能活血通络,引水下行,共为佐药。黄酒辛散,疏通经脉,为药引诸药合用,使滞者通,浊者清。临床使用中发现,黄酒用量可酌情,少则 20 克,多则 90 克,服药后如有面色微红、微醉之象,效果更好。对于单纯的颅脑瘀血证,如顽固性头痛,当在原方基础上去掉白茅根、茯苓等利水化浊之品。

### 验方 4:脑窍通方

【药物组成】麝香 0.1 克,丹参 15 克,桃仁 10 克,川芎 12 克,赤芍 10 克,白茅根 30 克,菖蒲 10 克,三七 3 克。

【主治】脑溢血或其他脑外伤、热病所致之颅脑水肿,颅内高压,神志昏迷或小儿脑积水以及脑肿瘤等颅脑水瘀证。

【方义】该方取王清任通窍活血汤之意。丹参、桃仁、川芎、赤芍活血化瘀;三七化瘀止血,祛瘀生新;麝香、菖蒲芳香开窍醒脑;白茅根利水而不伤阴。全方化瘀止血,开通脑窍,苏醒神志,利水,降低颅内高压。导师认为,本方所治之病的病因病机是颅脑脉络破裂,血溢于外,导致脑窍闭塞,神机失运;或脑内水瘀互结,不能畅行,导致颅内高压,神志不清,故定此方。经大量临床观察,证明对脑溢血,脑水肿,脑外伤,高热昏迷,中风之急性期、恢复期,以及后遗症期的早、中、晚康复,脑积水,脑肿瘤等有较好的疗效。

### 验方 5:变通天麻钩藤饮

【药物组成】天麻、钩藤、地龙、川芎、菊花、栀子、炒麦芽各 10 克,磁石(先煎)、生龙骨(先煎)各 30 克,川牛膝、桑寄生各 15 克,草决明 20 克,杜仲 12 克。

【主治】该方平肝熄风,益肾活血。主治肝肾不足,肝阳偏亢,肝风上扰之头痛,眩晕,头麻,耳鸣,腰酸,肢乏,烦躁易怒,血压偏高,或睡眠不佳,脉弦数者。

【临证加减】睡眠不佳加炒酸枣仁、夜交藤;大便溏稀去草决明;阴虚较重加龟板、生地黄、白芍;心悸心慌加柏子仁、茯苓。

【方义】本方专对肝肾阴虚、肝阳偏亢病机而设,临床以高血压病尤为多见。方中天麻、磁石、生龙骨平肝阳之上亢;磁石兼可益阴壮水;钩藤、菊花、栀子、草决明清泻肝热;重用草决明还可通便泻热;杜仲、桑寄生补益肝肾以治本;地龙通经络而降血压;川芎、川牛膝活血化瘀,引血下行;炒麦芽健脾护胃,防止重镇药损伤胃气。临床上高血压病多发生在中年以后,此时正是肝肾日衰之时,除肝肾不足,肝阳偏亢外,患者多有肝气不舒、肾虚血瘀、脉络被阻等病机。镇肝熄风汤虽是降压良方,但导师认为其力过猛,胃弱者不宜。另一验方天麻钩藤饮清肝安神作用虽优,但平肝益肾活血之力不足。故变通此两方,结合现代药理研究结果组成张氏验方(研究表明:草决明、地龙、川牛膝有较平和的降压作用,草决明还可降血脂)。本方治疗瘀血阻络、腑气不通之高血脂、动脉硬化等诸多病症均获良效。特别指出的是方中磁石、杜仲、桑寄生补肝肾而不滋腻,故可久服以收功。(邵文彬,朱丽红,张学文 2005 年第 10 期《中医药学刊》)

## 任继学治疗头痛验方2则

### 验方1:育阴平逆汤

【药物组成】生地黄、麦冬、黄精、沉香、羚羊角、玳瑁、草决明、莱菔子、车前子、玄参。

【治则】育阴潜阳,镇逆平冲。

【主治】头晕属阴虚阳亢证,伴见目眩,心烦善怒,口干,咽干,胸中烦热,胸闷,失眠多梦,腰酸软,心中不快,汗出,恶心,舌红少津、苔薄黄,脉多虚弦而数。

验方2：熄风敛阳汤

【药物组成】熟地黄、砂仁、蒺藜、羚羊角、天麻、钩藤、怀牛膝、龟甲、麦冬、白芍、女贞子。

【治则】滋阴敛阳，熄风降逆。

【主治】头晕属风阳上亢证，伴见头胀，目胀，头围如带束紧感，肢麻，手震颤，睡卧口角流涎，颜面苍红，步履踏地如在地毯上行，时有烘热状，舌赤、苔白，脉多见虚弦或沉弦无力。（郑大为，孙晓天2013年第23期《中国医药指南》）

## 卢芳治疗血管神经性头痛验方1则

### 验方

【药物组成】川芎、白芷、白芍、羌活、防风、胆南星、半夏、天竺黄。

【方义】血管性头痛特点是发作性头痛。卢师认为发作性头痛与风和痰有关，头部"巅顶之上，唯风可到"。故重用川芎，伍以白芷、白芍、羌活、防风、胆南星、半夏、天竺黄。方中以大剂量川芎为主，取其辛温走窜，上行头目，下行血海，以达到驱除头面风邪的目的；辅以白芷、白芍祛风止痛、通窍止痉；佐以防风、羌活祛风解表、通痹止痛；半夏、胆南星、天竺黄清热燥湿、熄风定惊、散结消瘀。全方共奏祛风止痉、涤痰通络之功效。（郎宜男2008年第2期《中国中医药》）

## 王琦治疗偏头痛验方1则

### 验方

【药物组成】川芎、制乳香、制没药、制川乌、制草乌。

【方义】川芎为血中气药，辛香走窜，功擅活血行气、祛瘀止痛，又兼升散之性,能上行头目,为治头痛之要药;制乳香、制没药二味,皆有活血止痛之功,《珍珠囊》称乳香"定诸经之痛",《本草纲目》谓"乳香活血,没药散血,皆能止痛……消肿生肌",故二药每每相兼而用;制川乌、制草乌辛温有毒,镇痛作用较强。为了佐制诸药燥烈之性,常伍以芍药甘草汤,同时又可以加强缓急止痛之功。对于川芎,须大剂量使用才可见效。(靳琦 2006 年第 1 期《北京中医药大学学报》)

## 余瀛鳌治疗偏头痛验方 1 则

### 验方:柴芎蔓芷汤

【药物组成】柴胡 8 克,川芎 15 克,荆芥 10 克,白芷 10 克,杭白芍 15 克,当归 12 克,升麻 6 克,蔓荆子 10 克,羌活 10 克。

【方义】川芎入肝经,王好古谓其有"搜肝风,补肝气,润肝燥,补风虚"之功,但不宜久用,见效后即宜减量;白芷有祛风止痛效能,《朱氏集验方》以此药作为治头痛之君药,配合川芎,止头痛效验益著;杭白芍入肝经血分,养血柔肝缓痛,《名医别录》谓其有"通顺血脉"之功,偏头痛属血管性头痛,用之较宜;蔓荆子功擅搜风平肝,疏散风热,为唐孙思邈治疗"头风"之首选药物。患者有头痛脑鸣、泪出者,用之尤宜。血虚有火及胃虚者,蔓荆子宜减量,慎服。

【临证加减】头目昏眩、耳鸣者,加甘菊花、枸杞子各 12 克;头晕、胸闷有痰者,加姜半夏 8 克,橘红、橘络各 5 克;巅顶亦痛者,加藁本、羌活各 10 克;口干、大便偏于燥结者,加栝楼 12 克、生大黄 5 克;发作时鼻塞,不闻香臭者,加细辛 3 克、辛夷 6 克;偏热者,加黄芩、黄连各 10 克,甚则再加生石膏 40 克(先煎)。

再者,偏头痛还可以配合外治法或针灸治疗。笔者曾用宋·沈括《梦溪笔谈》所介绍的一个偏头痛外治方:天南星、半夏、白芷等份为末,以姜、葱捣烂后,贴于偏头痛一侧之太阳穴,外以纱布固定。临睡前用,次晨取去洗净。从此方之方药组成分析,似适用于偏头痛因于"风痰"所致者。实际上因其他原因所致的偏头痛，用此方多有不同程度的缓解。故偏头痛发病，痛甚不可忍者，宜内服外治并进，以提高疗效。（《古今名医临证金鉴·头痛眩晕卷》）

## 李士懋治疗脑供血不足致眩晕验案 1 则

### 验案

李某,女,54 岁。2008 年 8 月 16 日初诊。诉头晕乏力 1 个月,近 3 天时有视物不清。刻诊:舌淡、苔薄黄,脉濡缓无力。血常规、尿常规检查及心电图、头颅 CT 均未见异常。西医诊断:椎 - 基底动脉供血不足。中医诊断:眩晕。证属气血亏虚,清阳不升,清窍失养。治宜补益气血,荣养清窍。方用补中益气汤加减。

处方:黄芪 60 克,炙甘草 9 克,人参 15 克,当归 10 克,陈皮 6 克,升麻 6 克,柴胡 5 克,白术 12 克,防风 10 克。每日 1 剂,水煎取汁 300 毫升,分早晚 2 次温服。

服药 3 剂后,诸证好转,据证继服 15 剂,病症痊愈。

【诊疗心法要点】李老师认为,眩晕可因肝阳化风、痰湿或气血亏虚导致。而有时仅见头晕或目眩一症。李老师曰:脉也,脉无假,气血亏虚者必脉虚无力,此乃辨证之关键。气虚清阳不升,虚风内旋,则头晕,气虚则乏力,"目受血而能视",气虚不能帅血上行温煦濡养清窍,而视物模糊。气血虚无力鼓荡充盈血脉,故脉濡缓无力。此即"胸中大气虚损,不能助血上升也"。治疗"当以补气药为主,以养血药为辅",在补血的同时,大补中气,气引血上行于脑,脑不虚则眩不作。用补中益气汤加防风,黄芪得防风,其功更大,使气能上行,帅血温煦濡养脑窍,故服之而愈。(王雪红 2009 年第 11 期《河北中医》)

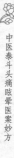
# 方和谦治疗高血压致眩晕验案1则

## 验案

某男,35岁。2005年10月13日初诊。诉1个月来因劳神出现头晕脑胀,医院确诊为高血压病。予服开博通(卡托普利)半片,每日2次,疗效不佳。现头晕项强,心烦口干,眠差易醒,纳可,二便调,舌红、苔白,脉平缓。血压140/105毫米汞柱。中医诊断:肝阳上亢眩晕(高血压病)。治宜平肝潜阳。方拟天麻钩藤饮加减。

处方:生石决明15克,钩藤10克,怀牛膝6克,天麻6克,生杜仲10克,夜交藤12克,石斛10克,茯苓10克,泽泻10克,牡丹皮10克,玉竹12克,薄荷5克,白菊花10克。7剂,水煎服,每日1剂。

二诊:药后头晕减轻,自觉心悸,腰痛,二便调。血压110/75毫米汞柱。前方有效,效不更方,前方加桑叶10克。14剂,水煎服,每日1剂。

三诊:药后头晕减轻,时有头痛,已停用开博通,舌红、苔白,脉弦平。血压105/70毫米汞柱。

处方:怀牛膝6克,天麻6克,生杜仲10克,夜交藤12克,石斛10克,茯苓10克,泽泻10克,牡丹皮10克,玉竹12克,薄荷5克(后下),白菊花10克,桑叶10克,炒谷芽15克,焦神曲6克。14剂,水煎服,每日1剂。

【诊疗心法要点】《素问·至真要大论》云:诸风掉眩,皆属于肝。《素问玄机原病式·五运主病》云:风火皆属阳,多为兼化,阳主乎动,两动相搏,则为之旋转。方老认为,本病的发生不外风、火、痰、虚之邪入侵。肝为风木之脏,体阴而用阳,主升主动。患者因劳神致肝阳上亢,清窍受扰,故头晕项强。肝阳上亢,扰乱心神,心火上炎则见心烦口干、眠差易醒之症。头晕脑胀乃肝风上扰清窍所致,故本病治疗先以天麻熄风止痉,清热平肝,以化肝风;生石决明

88

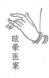

既平肝潜阳又泻肝火；怀牛膝活血通经，引血下行，有"治风先治血，血行风自灭"之意。薄荷具有清肝明目、清利头目的作用。汪昂的《本草备要》云：薄荷能"搜肝气而抑肺盛，消散风热，清利头目"。方老常与天麻、钩藤、生石决明等配伍，治疗头晕头痛、耳鸣等病症。薄荷配菊花、桑叶，加强清肝明目、清利头目之功，如此配伍，使肝风得熄，肝火得清，肝血得养，则无头晕眼花之昏厥；生杜仲补肝肾，强筋骨，益精血；茯苓、泽泻健脾利水；夜交藤养心安神，因为神安则寐，寐则阳得入阴，阴阳相交，以抑孤阳之偏亢；加用石斛、玉竹养阴柔肝。如此配伍，肝肾得补，相火得清，阴阳得以调和。（高剑虹2008 年第 1 期《北京中医药》）

## 王自立治疗高血压致眩晕验案 1 则

### 验案

赵某，女，65 岁。以"头晕、心悸 10 余年"为主诉就诊。诉曾多次住院治疗，症状时轻时重，西医诊断为高血压心脏病。近日因心情不畅致头晕、心悸加重，夜不能寐，甚则彻夜不眠，患者痛苦异常，血压 180/110 毫米汞柱。脉弦、细数，舌红少苔。中医诊断为眩晕（高血压病）。证属阴虚火旺，心肾不交。患者肾阴亏虚，不能上荣于脑，则头晕；阴不制阳，心火亢盛，热扰神明，则不寐。治则：滋阴制阳，交通心肾。治拟黄连阿胶汤合酸枣仁汤化裁。

处方：黄连 10 克，白芍 15 克，酸枣仁 15 克，知母 10 克，川芎 10 克，阿胶 10 克（烊化），鸡子黄 2 枚（冲），生甘草 10 克。3 剂，水煎分服，每日 1 剂。

二诊：服药 3 剂后夜寐明显好转，头晕、心悸等症状有所减轻，血压 150/110 毫米汞柱。遵上方化裁治疗，服 10 余剂，诸证若失，血压 130/90 毫米汞柱。三诊后以丸剂续服，缓图其功。

【诊疗心法要点】少阴热化，烦热扰心，故心中烦，不得卧；肝血不足，虚热内生，虚火扰心，故虚烦不得眠。王老投黄连阿胶汤合酸枣仁汤治之,不但失眠之症若失,头晕、心悸明显好转,血压亦降至正常。心与肾之间的水火升降互济,则不能为害。肾水不足,心火有余,水不能升,火不能降,则心肾不交,火扰神明,轻则不寐,重则为癫。"心中烦,不得卧",乃少阴之变证,不得卧者,不能寐之甚也。心烦与不得卧,互为因果。故滋肾水,降心火,心烦自然除,黄连阿胶汤为首选方。(王煜,张丽君,张竹君2011年第7期《西部中医药》)

## 李振华治疗高血压致眩晕验案1则

### 验案

某女。2005年8月20日初诊。以"眩晕耳鸣、体倦乏力3年余"为主诉就诊。现症见:头晕,耳鸣,头目胀痛沉重,每因劳累及心情不佳时加重,胸闷,恶心,周身困倦乏力,面色潮红,体形较胖,舌质暗、边有瘀斑、苔白腻,脉弦滑。2002年5月,感觉眩晕,耳鸣,时觉头沉,体倦乏力,但未引起重视。2003年初开始病情加重,曾就诊于某医院,查总胆固醇7.73毫摩尔/升,甘油三酯3.84毫摩尔/升,高密度脂蛋白胆固醇1.14毫摩尔/升,低密度脂蛋白胆固醇4.87毫摩尔/升,血压160/100毫米汞柱,确诊为高血压、高脂血症。经服西药维压静、吲达帕胺片、辛伐他汀片等药,血压时降时升,症状有时减轻,后经多方治疗效果不显。西医诊断:原发性高血压、高脂血症。中医诊断:眩晕。证属脾虚湿阻,血行不畅,肝阴不足,风阳上扰。治宜健脾养肝,祛湿活血,潜阳熄风。

处方:白术12克,茯苓10克,泽泻10克,石菖蒲10克,川牛膝9克,女贞子15克,荷叶30克,草决明12克,全蝎6克,牡蛎15克,赤芍10克,山楂15克,地龙21克,鸡血藤30克,丹参20克,桃仁12克,甘草5克。25剂,水煎服,每日1剂。嘱:忌食肥甘油腻及不易消化食品,适当锻炼,尽量保持心情舒畅。

二诊(9月16日):头晕耳鸣、头目胀痛显著减轻,胸闷恶心已好转,药后大便微溏,腻苔渐退,为脾虚运化水湿之职渐有复常,体内湿浊渐化,故去泽泻;舌质瘀斑略减,为瘀血稍有消散,经络亦有通畅之象,因大便微溏,故去桃仁、草决明,加红花12克。20剂,水煎服,每日1剂。

三诊(10月8日):头晕、耳鸣、头目胀痛沉重感及舌边瘀斑已消失,周身较前有力。主症已好转,体内病机基本消除,脾健湿化,血行气畅,肝阴恢复,机体运化升降出入正常,唯舌质稍暗,脉微弦无力,为血行尚未完全复常之象,上方去女贞子、川牛膝,加党参15克,益气以促血运。30剂,水煎服,每日1剂。

12月17日电话随访,知三诊中药已于11月8日服完,曾于11月16日检查,结果示总胆固醇5.22毫摩尔/升,甘油三酯1.92毫摩尔/升,高密度脂蛋白胆固醇1.16毫摩尔/升,低密度脂蛋白胆固醇3.64毫摩尔/升。平时多次测量血压,基本波动在136/86~130/80毫米汞柱。

【诊疗心法要点】综合本案患者的脉证分析,病机为脾虚湿阻、血行不畅、肝阴不足、风阳上扰所致;其脾气亏虚、肝阴不足为病之本,湿阻血瘀、风阳上扰乃病之标。治当标本兼施,补通并行,药用白术、茯苓、泽泻、荷叶健脾益气,利湿化浊;女贞子滋补肝肾之阴,以涵肝木;石菖蒲、山楂开窍化湿,助脾健胃;草决明、全蝎、牡蛎、地龙平肝潜阳,清热熄风,其中牡蛎为介类之品,咸寒质重,性能沉降,且气味俱轻,不碍痰湿,眩晕肝阳上亢者多宜用之,以潜阳镇逆、使风灭火降;赤芍、鸡血藤、丹参、桃仁、山楂、川牛膝活血化瘀,清热凉血。诸药合用,共奏健脾养肝、祛湿活血、潜降熄风之效。李老认为高血压、高血脂病所致之眩晕,中医常从肝肾阴虚治疗,往往忽视脾虚肝郁导致该病,岂不知脾虚日久,土壅木郁,肝气郁滞,气郁化热,肝阳上亢,可致眩晕;尤其脾虚无以运化水谷之精微,脂肪瘀积体内,可致血脂高于常人,临床遇此症者甚多,每用健脾疏肝为主治疗效佳。本病案头眩晕而沉重,舌体胖大、舌苔白腻、舌质淡暗,脉象弦滑,且每因劳累情志不快而加重病情,显系脾虚湿阻、血行不畅、肝阳上亢之征。故以健脾祛湿、活血熄风法,用自拟平亢通络汤加

减连服,使血压、血脂降为正常,头晕等诸证消除。现代药理研究:泽泻、荷叶、山楂、草决明等药均有一定的降血脂作用。(李墨航,郭淑云 2014 年第 3 期《中医研究》)

## 路志正治疗高血压致眩晕验案 1 则

### 验案

某男,46 岁。2011 年 6 月 4 日初诊。以"头晕 6 年"为主诉就诊。患者家族有高血压病史,发现血压偏高 10 余年,初无明显症状,6 年前开始出现头晕、胸闷,开始服降压药,控制尚平稳。去年 11 月饮水时忽感吞咽不利,左半身麻木,活动欠灵活,头胀头痛,去某医院住院,查头磁共振成像示右侧腔梗,同时发现血糖高,经治疗后症状缓解出院。其后常于劳累后出现语言謇涩,左半身麻木,现口服降压、降糖、降脂西药。现症:易疲劳,心烦易怒,生气后头晕、头胀痛、左半身麻木、言语謇涩等症状明显,平时感胸闷、气短,胃纳可,二便正常。形体适中,面色黧黑,口唇紫暗有瘀斑。舌暗、尖红、苔薄黄,脉虚弦而滑,按之无力。路老认为本病症状表现一派肝经风火上扰、痰浊瘀血阻滞之象,但脉偏虚弦,重按无力,说明本虚。治标不忘固本。然现症标象突出,以祛邪为主,少佐扶正。治拟清火平肝,化痰通络,佐以滋补肝肾。

处方:钩藤 15 克(后下),菊花 12 克,金蝉花 12 克,天麻 12 克,竹半夏 12 克,僵蚕 10 克,夏枯草 10 克,莲子心 8 克,炒蒺藜 12 克,葛根 15 克,桑寄生 15 克,炒杜仲 12 克,制何首乌 12 克,豨莶草 20 克,川牛膝 15 克,怀牛膝 15 克,珍珠母 30 克(先煎),生姜 1 片为引。21 剂,水煎服,每日 1 剂。另加服牛黄清心丸,每次 1 丸,1 日 2 次。

二诊(7 月 6 日):患者服药后头晕、头胀痛大减,心烦也减少,左半身麻木略有好转,语言仍欠流利,其脉较前按之略感有力。风火渐熄,经络仍欠通,肝肾亦不足,法当攻补兼顾。

处方:钩藤 15 克(后下),金蝉花 10 克,天麻 12 克,竹半夏 12 克,僵蚕 10 克,地龙 10 克,炒蒺藜 12 克,葛根 15 克,桑寄生 15 克,炒杜仲 12 克,制何首乌 12 克,豨莶草 20 克,川牛膝 15 克,怀牛膝 15 克,生地黄 15 克,石斛 12 克,女贞子 15 克,竹沥汁 30 毫升,生姜汁 10 毫升兑冲服。21 剂,水煎服,每日 1 剂。牛黄清心丸继服。

三诊(8 月 20 日):患者按上方服用至今,头晕已不明显,心情较平静,胸闷气短明显减轻,麻木消失大半,语言较前流利,舌暗、苔薄,脉虚象已无,沉取较前有力。标象渐退,本虚已呈,治以扶正为主,佐以化痰通络清热,以地黄饮子加减调理。

【诊疗心法要点】本案很好地体现了路老治病根据标本虚实而进退,既标本兼顾又分清主次,攻补有方。首诊因其标象突出,故治标为主、扶正为次;二诊风火渐熄而未清、经络不通,故攻补各半、攻略大于补;三诊后邪气渐衰而正气不足,故以补为主、以攻为辅。平肝以天麻、钩藤、菊花、珍珠母为主,清火则用夏枯草和莲子心。另外,路老善用僵蚕配伍金蝉花以熄风。金蝉花功效与蝉蜕略似,而熄风之功尤胜之。盖本品亦称蝉菌、蝉蛹草,具有动物和植物特征,与冬虫夏草类似,也是一种虫生真菌。性寒,味甘,无毒。能解痉、散风热、退翳障、透疹。(杨利,路洁,路喜善,等 2012 年第 12 期《世界中西医结合杂志》)

# 聂惠民治疗高血压致眩晕验案 1 则

## 验案

孙某,男,48 岁。主诉:原发性高血压病史 5 年。现血压 150/100 毫米汞柱,症见眩晕,烦躁易怒,面色晦暗,口干乏力,苔龟裂,脉沉细略弦。

处方:柴胡 6 克,麦冬 15 克,生黄芪 15 克,生白术 10 克,天麻 8 克,菊花 12 克,黄芩 10 克,炒杜仲 12 克,鸡血藤 15 克,炒白芍 12 克,五味子 3 克,法半夏 6 克,炒酸枣仁 15 克,牡丹皮 10 克,丹参 15

克,郁金 10 克,党参 12 克。7 剂,每日 1 剂,水煎服。

用药 1 周后,血压趋向平稳,症状明显减轻。

【诊疗心法要点】原发性高血压多属于中医的"眩晕"范畴,肝阳上亢、肝风内动,常是其病理机制,故平肝潜阳、镇肝熄风是治疗原发性高血压的常用之法。而本证之病机,却是"肝阴不足,肝风内扰,清阳不升,浊阴不降",故治法为滋补肝阴,平肝熄风,升清降浊。方中麦冬、炒白芍、五味子、炒酸枣仁、丹参、鸡血藤、牡丹皮滋敛肝阴,养血凉血;天麻、菊花平肝熄风。聂师临证深谙药物升降浮沉之理,故以升降并调之法,用于原发性高血压的治疗,实属聂师之独创。如柴胡、生黄芪与天麻、法半夏并用,一则升清阳,一则降浊逆,虽有柴胡、生黄芪之升浮,但因配伍法半夏、天麻之沉降,故无碍对原发性高血压的治疗,这是聂师用药的独到之处。"眩晕"属"内风"范畴,旋转不安,漂浮不定,与风之善行数变特点相似,有向外发散之特征。故聂师以炒白芍、五味子、炒酸枣仁养血,从血分层面酸收内敛、镇静安神,生黄芪、党参、生白术益气,从气分角度顾护内敛,益气宁神。这种益气养血,从气血两个层面酸收内敛、镇静安神治疗眩晕之法,亦是聂师处方用药的另一特点。(李献平,郭华 2005 年第 5 期《中医药通报》)

## 朴炳奎治疗脑瘤致眩晕验案 1 则

### 验案

患儿,女,10 岁。2012 年 4 月 19 日初诊。以"头晕 8 月余"为主诉就诊。患儿主因头晕反复发作 3 月余,伴头痛、呕吐及复视 20 余天,于 2011 年 11 月 29 日就诊于某医院。头颅磁共振成像提示:右侧丘脑占位性病变,幕上脑积水。2011 年 12 月 6 日在该院行全麻下脑肿瘤切除术。术后病理提示:胶质母细胞瘤(Ⅳ级)。术后行化疗 1 个周期,因不能耐受药物反应而终止,行放疗 28 次。2012 年 3 月 28 日复查头颅磁共振成像示:双侧丘脑及中脑异常信号,考虑

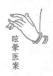

为肿瘤复发。现症:头晕,头痛伴有干呕,复视,记忆力下降,纳可,偶有嗳气,眠可,偶有二便失禁,大便偏稀,舌淡红、苔白腻,脉弱。西医诊断:右侧丘脑胶质母细胞瘤(Ⅳ级),术后、放化疗后;双侧丘脑、中脑复发。中医诊断:眩晕。证属脾肾两虚,痰瘀互结。治宜健脾补肾,化痰开窍,解毒抗癌。

处方:黄芪15克,白术6克,陈皮10克,薏苡仁15克,女贞子10克,枸杞子10克,木香10克,白豆蔻5克,石菖蒲10克,郁金15克,全蝎3克,莪术10克,紫苏梗6克,焦山楂、焦神曲10克,焦麦芽10克,土茯苓10克,生姜6克,大枣5枚,甘草6克。14剂,每日1剂,水煎服。同时配合口服西黄解毒胶囊。

二诊(7月12日):上药服用两个半月,期间又化疗2个周期,查血常规:白细胞 $5.2 \times 10^9$/升,红细胞 $3.26 \times 10^{12}$/升,血红蛋白108克/升,血小板 $42 \times 10^9$/升。现仍头晕,干呕几乎不再发作,复视,记忆力差,纳可,眠可,小便已不失禁,大便偏干,偶有失禁,舌红而瘦、苔薄白,脉细弱。证属化疗后气血耗伤,脾肾不足。治以补益气血、健脾益肾为主。在上方基础上去全蝎、莪术、紫苏梗,加生地黄10克、当归10克、肉苁蓉15克。每日1剂,水煎服。加服西黄解毒胶囊及生血丸。

三诊(9月26日):近2个月左侧肢体肌力逐渐减退,8月30日查脑电图示:右侧额区散发漫波、尖波。目前仍有头晕,纳佳,眠可,大便干,2～3日1行,偶有夜间遗尿。舌淡红、苔薄,脉细弱。证属痰瘀毒结,脾肾亏损。治疗以消痰祛瘀为主,补脾益肾为本。

处方:石菖蒲10克,郁金6克,全蝎3克,僵蚕10克,陈皮10克,法半夏6克,茯苓15克,莪术9克,川芎10克,白芷10克,延胡索6克,焦山楂6克,焦神曲6克,焦麦芽6克,白术15克,女贞子10克,肉苁蓉15克,何首乌10克,生姜6克,大枣5枚,甘草6克。14剂,每日1剂,水煎服。配合口服西黄解毒胶囊。

此后患儿坚持服药至12月20日,头晕症状缓解,并且左侧肢体肌力逐渐恢复,病情得到控制,未进一步恶性发展。

【诊疗心法要点】朴老师认为,脑瘤的发生与三焦关系密切,头脑居于人体最上，为精明之腑，接受三焦、五脏六腑、经脉的濡养，下焦肾精不足，中焦脾气不健，上焦肺气不宣，导致人体精微不能上濡脑窍，而致脑髓空虚，同时痰瘀毒邪易于乘虚而入，阻碍气血运行，加重亏损状态，日久结聚而成脑瘤。同临床表现和发病机制施治，朴老师根据脑瘤三焦亏损为本，痰瘀闭窍、风邪内动为标的特点，提出健脾益气、补肾益精治其本，化痰开窍、祛瘀、通络、熄风，兼以抗癌解毒治其标的法则。健脾益气能够改善中焦虚弱状态，增强脾胃的消化、吸收及敷布作用，促进人体气血生化，提高自身免疫力，有助于祛邪抗癌；补肾益精主要是平补肾中阴阳以助人体精气的化生，而脑瘤之形之质皆与痰类似，化痰以消其有形之肿物，清窍喜通，痰阻易于闭窍，所以兼以开窍；瘀与痰往往相伴，活血祛瘀治疗脑瘤可抑制癌细胞生长、转移，同时增强手术、放疗、化疗的疗效。此外，瘀血停驻，易于入络，所以兼以通络；痰瘀日久，风气内动，在上述治疗基础上兼顾熄风。在药量方面，朴老师认为，治疗脑瘤用药宜轻不宜重，反对"大方重药"。中药气、味性质的不同与其药势走向密切联系，头脑居于上焦，"治上焦如羽，非轻不举""大方重药"往往味厚气薄，质重沉降，药势趋于下行，而"小方轻药"气厚味薄，质轻升浮，有利于药势上行至脑，增加头脑局部的药物浓度，可更好地发挥作用。对于脑瘤的治疗常常选用气厚味薄之药，如石菖蒲、郁金、川芎、木香等；另外，对于一些味厚气薄之补药，也常常用药较小，一方面肿瘤有形邪盛，不宜峻补，较小剂量能够缓解药势，而使补益之力持久，以助正气渐复；另一方面，"小方轻药"也节省了中药资源。

　　本案患儿病情比较复杂，但是朴老师中西医结合，谨守病机，灵活用药。患儿年龄仅有 10 岁，罹患此病，多与先天不足有关，故朴老师在整个治疗用药中始终不忘健脾益肾，以培补先后天之本。脾为太阴湿土，胃为阳明燥土，脾宜升则健，胃宜降则和，脾气亏虚，清阳之气不升，故见头晕、头痛；脾气不升则胃气不降，上逆故见干呕；脾为后天之本，滋养先天肾精，脾气不足，气血精微乏源，先天失养，加之本就禀赋较差，肾精更亏，髓化不足，脑髓空虚，故见记忆力下降,瞳神髓亏,故见复视;二便失禁,亦是脾肾不足、固摄失司所致。所以首诊治疗以健脾补肾、化痰活血、解毒抗癌为主,方中黄芪、白术、陈皮、薏苡仁等健脾益气;女贞子、枸杞子平补肾精;石菖蒲、郁金、木香、紫苏梗、白豆蔻、土茯苓等化痰开窍,行气散结;全蝎、莪术活血通络;土茯苓、莪术又能解毒抗癌;甘草、生姜、大枣即"小制"之桂枝汤,亦是食补之方,用之调和营卫,补益气血,以健中焦之运化,助药力的吸收敷布。二诊时,患儿经过 2 个疗程的化疗,而使气血严重耗损,故而加入生地黄 10 克、当归 10 克,药虽味少量小,有其深意,因原方中已有大量健脾益气之药,气能生血,故而只加少量补血之药,配合健脾益气之药,补益气血力量可得倍增之效。因本阶段主要以虚为主,攻邪之药已有化疗药,所以中药处方当尽量少用攻邪之药,故去全蝎、莪术;因其已不作呕,故去紫苏梗。三诊时,患者出现肌力减退,乃是痰瘀癌毒未尽;而脾肾亏损未复,故见夜间遗尿。所以治疗改为消痰祛瘀为主,补脾益肾为本,以求邪气渐去,正气逐渐恢复。(王兵,赵虎,侯炜,等 2013 年第 17 期《中医杂志》)

## 石仰山治疗脑外伤后眩晕验案 1 则

### 验案

陈某,女,49 岁。1995 年 5 月 3 日初诊。患者于去年 9 月被铁器击伤,当时昏迷,右侧头部凹陷,外院手术治疗后,现头昏目胀,眩晕阵作,神疲乏力,夜寐多梦,左手指不自主微微颤抖,苔薄、舌边瘀斑,脉细濡。症为头部外伤,脑海受损,痰瘀交凝,蒙蔽清窍。治当益气化瘀,安脑豁痰开窍。

处方:黄芪 30 克,全当归 9 克,党参 9 克,丹参 9 克,钩藤 15 克,蒺藜 15 克,川芎 9 克,地龙 9 克,石菖蒲 9 克,红花 6 克,桃仁 9 克,竹三七 12 克,炙远志 3 克。14 剂,每日 1 剂,水煎服。

二诊:右侧头部凹陷,胀痛较前减轻,眩晕阵作,夜寐较安,左指抖动亦瘥,苔薄脉细,再拟补阳还五汤加减。

处方：生黄芪45克，当归9克，党参9克，丹参9克，赤芍9克，白芍9克，钩藤9克（后下），川芎9克，地龙9克，石菖蒲9克，红花6克，桃仁9克，竹三七12克，炙远志3克。14剂，每日1剂，水煎服。

【诊疗心法要点】从本案可见石老在治疗头部损伤、痰瘀交阻之症时，用蒺藜、钩藤平肝安脑，用石菖蒲、红花、桃仁、地龙豁痰开窍，与益气活血之品合而奏效。（李浩钢2000年第3期《上海中医药杂志》）

## 王灿晖治疗椎－基底动脉供血不足致眩晕验案1则

### 验案

某男，42岁。以"头晕反复发作1年余，加重1周"为主诉就诊。患者1年来，时发头晕，视物旋转，1月数次，每次发作历时短暂，数秒至数分钟不等。曾做经颅多普勒超声示：椎－基底动脉供血不足。并予尼莫地平、肠溶阿司匹林以及川芎嗪片等中西药治疗，其效不显。近1周因操劳过度，病情加重，眩晕发作频繁，最多者日达3～4次，且持续时间也较前延长，时感一侧颜面、肢体麻木、言语不利，旋即自缓，伴心烦不寐、神疲乏力、腰膝酸软，舌嫩红、少苔，脉弦细。既往有高血压病史2年。查体：血压150/95毫米汞柱，余无特殊。西医诊断：VB－TIA（椎－基底动脉短暂性脑缺血发作）；高血压病。中医诊断：眩晕（肝肾阴虚，阳化风动）。治宜滋肾熄风，佐以活血通络。

处方：何首乌20克，女贞子12克，生地黄12克，杜仲12克，川芎10克，丹参20克，葛根30克，地龙12克，蒺藜12克，天麻12克，炙甘草3克。

服药5剂，眩晕发作基本消失。后又以上方加减，继服2个月，以防复发。随访半年，患者眩晕等症未再发作。

【诊疗心法要点】王老师认为，VB－TIA尽管病因病机复杂，但

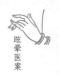

主要的基本的病机为"精枯血滞,水不涵木"。此是滋肾活血熄风法治疗本病的主要立法依据。"精枯血滞,水不涵木"原为温病后期温邪深入下焦的病机变化。尽管本病的眩晕属于中医学内伤病范畴,其形成的病因不是温热病邪,但在病变过程中可出现精亏、血瘀和肝风相似的病理变化。该病绝大多数见于老年患者。"年四十而阴气自半",肾阴精渐亏,或患者素有他病,"久病及肾",或因久坐、伏案等生活失于调适等,终致肾精亏损。肾精亏损无以荣骨,致骨质退变,椎孔狭窄;肾精亏损不能生髓充脑;肾精虚损又是促发本病血瘀、肝风的重要病理基础。肾阴精不足,脉道滞涩,津枯血滞;肾精不能化生元气,元气虚衰,鼓动无力,血行不畅,形成瘀血,瘀血在内,阻滞脑络,血液不能上奉养脑。肾阴精不足,肝失所养,致肝肾阴亏,肝阳上亢,肝阳化风,上扰清空。这三者均能导致本病的眩晕发作,其中肾精亏虚为根本,痛阻脑络为又一重要基础,肝风上扰为急性发作的关键。正是基于本病精亏、血瘀、肝风基本病机的认识,因此认为滋肾活血熄风法是治疗本病肾虚血瘀型的一重要治法。

王老师自拟滋肾活血熄风汤,补肾填精,以治其本;活血通络,改善脑部供血;平肝熄风,控制眩晕发作。全方由何首乌、女贞子、杜仲、川芎、丹参、葛根、地龙、蒺藜、天麻等组成。方中何首乌、女贞子滋补肝肾之阴,以治其本。杜仲补肾壮骨,其性温而不燥。肾阴精不足者,即使无肾阳亏虚表现者,据"无阴则阳无以生,无阳则阴无以化"和"善补阳者阴中求阳,善补阴者阳中求阴",在填精的基础上也应当配以温补肾阳之品,可以提高疗效。王老师还常用巴戟天、补骨脂、鹿角霜等药,力避桂枝、附子等大辛大热之品,恐有耗损真精之虞。方中川芎、丹参、地龙、葛根活血化瘀,通利脉道;蒺藜、天麻平肝熄风。诸药合用,标本兼治,通补同施,阳中求阴,活血祛风,使肾精足以充养脑髓;气血畅而瘀血得以化散;肝风平而眩晕自除。现代药理研究表明该方中有多种药物,如何首乌、女贞子、杜仲等能够降低血脂,减轻动脉粥样硬化斑块形成。何首乌、女贞子有类似维生素E的作用,抗氧化,抗衰老,保护脑细胞等。杜仲、天麻具有明显的降血压功效。方中还有川芎、丹参、葛根、地龙、蒺藜、天麻等具有降低血液黏度和纤维蛋白原、抗血小板聚集、改善血流速度、改善微循环等作用。该方验之临床,疗效颇宏。(陈茂刚 2004年第 2 期《中医杂志》)

## 王国三治疗脑积水致眩晕验案 1 则

### 验案

赵某,女。以"头晕,呕恶近 1 年"为主诉就诊。曾在某医院医治,头颅 CT 提示:脑积水。给予静脉滴注维脑路通(曲克芦丁)、甘露醇等药物,诸证好转,出院后曾服中药半夏白术天麻汤合五苓散加味治疗,病情尚平稳。近 4 天头晕呕恶又作,晨起明显,胃脘不适,饮食不振。查:舌淡、苔薄白腻,脉沉缓。辨证属水湿上凌。方以利湿潜降为法。

处方:太子参 18 克,苍术 15 克,白术 15 克,怀牛膝 30 克,防己40 克,枳壳 6 克,桔梗 6 克,陈皮 10 克,清半夏 10 克,茯苓 15 克,白芥子 10 克,代赭石 10 克,龙骨 10 克,牡蛎 10 克。

加减调治月余,头晕呕恶消失,病若失。

【诊疗心法要点】本案治水湿上凌之眩晕,亮点有三:①从脾治水以治本,大病用大药,王老认为凡治大病、重症之用量独大者即为"大药"。本案中太子参、苍术、白术、茯苓培补脾土,运化水湿,用量尤大,为君药。脾为后天,气血生化之源,从脾论治慢性病可以长期维系整个机体功能正常。②水血痰共治,不忘通利三焦。防己利水,怀牛膝活血通经,引水下行。二陈、白芥子化痰。龙骨、牡蛎亦为散结化痰神品,且能引泛滥之水下归其宅。水血痰同源三歧,水积血停为痰,水随火升上泛为痰,停积脑髓为"脑积水"顽症,必须水血痰同治。妙在枳壳、桔梗之用,用量较少,在于"提壶揭盖",通利三焦,给邪下泻内消之出路。③金石重镇以平眩。古人治眩多以天麻、钩藤平肝阳之属,王老谓顽眩须用金石以潜镇。而以代赭石为最优,代赭石沉重,潜降镇坠力强,兼能引炎上之火,坠上泛之水,化停积之痰，兼能和胃止呕，一药多用，运用之妙在于深思方得。（蔡春江，赵刃，刘玉洁，等 2006 年第 7 期《辽宁中医杂志》）

## 颜德馨治疗脑动脉硬化症致眩晕验案 1 则

### 验案

游某，女，55 岁。1995 年 3 月 11 日初诊。诉头晕目眩已 5 年，近日加重，发则多伴有恶心呕吐，甚则出现短暂性昏厥。经脑血流图示：脑血管弹性减退，供血不足；眼底检查视网膜动脉硬化，诊断为脑动脉硬化症。患者刻下见症：眩晕频作，神萎气短，胸闷心悸，烦躁易怒，失眠多梦，舌紫、质胖、苔薄黄，脉细弦。证属清阳不升，血不养脑。治宜益气升阳，活血通络。

处方：升麻 6 克，生黄芪 30 克，麦冬 9 克，五味子 6 克，葛根 9 克，丹参 15 克，枳壳 9 克，桔梗 6 克，苍术 9 克，白术 9 克，泽泻 15 克，黄柏 6 克，生甘草 3 克。

治疗 1 个月后，眩晕渐失，精神渐振，其他症状亦平。继续调治半年，疗效巩固。

【诊疗心法要点】头为天象，六腑清阳之气，五脏精华之血，皆上会于此。若阳气不到，血难上承，脑失其养，则脑为之不满，耳为之苦鸣，头为之苦倾，目为之眩，故眩晕一症，多缘于清阳不升。颜老习用升阳益气法治之，每取升麻、生黄芪为用。升麻味辛升发，体轻上浮，最善疏引清阳之气上升，唯《药鉴》谓升麻"盖阳气下陷者，可升提之，若元气不足者，升之则下益虚，而元气益不足矣"，故而必须配生黄芪以补益元气，则升阳而不伤气，益气而不壅滞，功擅升阳益气，用于头晕目眩，清窍失聪者，最为合拍。临床多选李东垣氏清暑益气汤、补中益气汤等出入，并佐以川芎、红花、葛根、丹参等活血化瘀之品，气血双治，则效果更佳。（颜乾麟 1996 年第 11 期《中医杂志》）

# 张琪治疗腔隙性脑梗死致眩晕验案 2 则

## 验案 1

魏某,男,52 岁。1990 年 10 月 8 日初诊。诉 2 个月前在工作中突然昏厥,约 2 分钟后苏醒。其后即头眩目花,难以站立行走。经 CT 诊为小脑部腔隙性脑梗死(3 处),外院用维脑路通等药静脉滴注 2 个疗程,病情仍无明显好转。头目晕眩,伴耳鸣,腰酸软,神倦,记忆力减退,而请张老会诊。刻下:症同前,舌质淡红、苔薄白,脉沉弱。诊为肾中阴阳两亏,虚火挟痰上扰,清窍失宁。治宜滋阴助阳,化痰开窍。投方地黄饮子加味。

处方:熟地黄 20 克,山茱萸、石斛、麦冬、五味子、远志、菖蒲、肉苁蓉、巴戟天各 15 克,肉桂、附子各 7 克,磁石、珍珠母各 20 克,甘草 10 克。7 剂,每日 1 剂,水煎服。

二诊:头眩晕大减,耳鸣、目花亦明显好转。继用上方加枸杞子 15 克,连服 42 剂,诸证消失。后以此方配丸剂连服月余以资巩固。经 CT 复查,脑腔梗病灶仅见 1 处,且面积缩小。

【诊疗心法要点】本案眩晕属肾中阴阳俱亏、脑髓失养所致。肾为水火之脏,寓有真阴真阳。由于阴阳互根,阴虚日久常损及阳,阳虚日久亦损及阴,故临证常见阴阳二虚之证。阴亏而虚火易上炎,阳虚易生痰浊,痰浊虚火上泛,故眩晕益甚。对于此症,若单补其阴,恐反伤其阳,单助其阳,又有伐于阴。唯阴中求阳、阳中求阴之地黄饮子最切中病机,甚为有效。方中以熟地黄、石斛、山茱萸、麦冬、五味子滋阴敛液。以巴戟天、肉苁蓉、肉桂、附子助阳而引火归元。远志、菖蒲化痰通窍。阴阳调和,浊邪蠲除,诸证自愈。

## 验案 2

某男。以"发作性眩晕半月余"为主诉就诊。诉症发则视物旋转,如坐舟车,眼不敢睁,恶心欲吐,头不敢动。缓解时亦需人扶持

方能行走。伴见头痛、心烦易怒、手足心热,尿短赤。血压 161/101
毫米汞柱,经查有眼底动脉硬化,高脂血症。头部 CT 示:腔隙性脑
梗死。曾用抗栓、降脂、降压药物治疗不效。而请张老诊治。刻下:
形肥,面润,舌红、苔白少津,脉弦中带数。诊为肝阴亏耗,肝火上
炎。治以滋阴潜阳、清热平肝之法。投以清眩汤。

处方:龙胆草 10 克,生地黄 20 克,甘菊 15 克,白芍 20 克,玄参
20 克,怀牛膝 15 克,生赭石 15 克,生牡蛎 20 克,钩藤 15 克,夏枯草
20 克,甘草 10 克。3 剂,每日 1 剂,水煎服。

二诊:眩晕即明显减轻,头敢转动,但仍走路不稳。血压 146/90
毫米汞柱。头痛、心烦稍差。仍手足心热、睡眠多梦、口苦。舌质
红、苔转薄,脉弦滑。继以上方加珍珠母、山药各 25 克。12 剂。

三诊:眩晕症基本消失,行走稳健,余证再减,唯睡眠仍不实,多
梦,时有心悸,舌转润,脉见缓和。前方加酸枣仁 20 克、柏子仁 15
克、夜交藤 30 克、远志 15 克。续服 10 剂后诸证悉除,血压 143/79
毫米汞柱,唯颈部不适。嘱上方加葛根,服半月以资巩固。后随访
1 年,正常上班,未见反复。

【诊疗心法要点】本例系高血压、脑动脉硬化、腔隙性脑梗死,临
床以眩晕为突出症状。虽用抗栓等西药治疗,不见效果。据脉症张
老认为属肝阴亏耗、肝火上炎所致。投以清眩汤滋阴、潜阳、清泻肝
火,诸证基本消除。张老认为肝火上炎与阴亏阳亢二者虽有虚实之
分,但肝火亢盛则耗伤肝阴,肝阴亏耗亦常夹肝火盛实。二者相互
关联,常为虚实夹杂之证。因此,用药当虚实兼顾,补泻兼施。清眩
汤即属此类。随证加减,多可获效。(朱永志,朱淑梅 1994 年第 3
期《辽宁中医杂志》)

# 周仲瑛治疗脑白质脱髓鞘病变致眩晕验案 1 则

## 验案

程某,男,30 岁。2009 年 6 月 11 日初诊。患者今年 4 月底突

发头晕,在当地医院查 CT 提示:双侧额顶叶皮层下白质内多枚斑点状异常信号,进一步确诊为双侧大脑白质脱髓鞘病变,考虑炎症。刻诊:头昏晕,重胀不舒,脑中有蜂鸣声,行路不稳,如饮酒感,二便尚调,舌苔黄薄腻、质暗红,脉细。辨证属内风夹痰,瘀阻清空,肝肾下虚。治当先从标治,熄风化痰祛瘀,兼补肝肾。

处方:天麻 10 克,制白附子 10 克,僵蚕 10 克,炙全蝎 6 克,制天南星 10 克,石菖蒲 10 克,蔓荆子 10 克,炙蜈蚣 3 条,川芎 10 克,葛根 15 克,炮穿山甲 6 克(先煎),广地龙 10 克,怀牛膝 10 克,川续断 20 克,川石斛 10 克,生地黄 12 克。21 剂,水煎,每日 1 剂,分 2 次服。

二诊(8 月 13 日):头晕,脑鸣,行路不稳,服药后缓解,头部有不适感,食冷便溏,平日大便 3 ~ 4 日 1 行,舌苔黄薄腻,脉细滑。原方加蒺藜 10 克、夏枯草 10 克、桑寄生 15 克。21 剂,水煎,每日 1 剂,分 2 次服。后以上方为基础加减服用。随访 1 年,患者病情稳定。

【诊疗心法要点】周老认为本病表现为虚实错杂,属于本虚标实,肝肾阴虚为本,痰瘀为标,痰可随内风涌动,故出现头昏;瘀阻清窍,故出现头痛如刺。本案辨证为内风夹痰,瘀阻清空,肝肾下虚,方以制白附子、僵蚕、炙全蝎(牵正散)祛风化痰止痉,加制天南星、炙蜈蚣熄风化痰通络;川芎、炮穿山甲活血化瘀通络;广地龙既能熄风化痰,又能活血化瘀;石菖蒲开窍醒神,和胃化痰;天麻、蒺藜、夏枯草清热熄风,平肝明目;怀牛膝、川续断、川石斛、生地黄、桑寄生补益肝肾;蔓荆子疏风散热、清利头目,治疗巅顶头痛;葛根为阳明经引经药。(苏克雷,吉新强,张兰坤,等 2011 年第 4 期《江苏中医药》)

## 丁锷治疗颈椎病致眩晕验案 2 则

**验案 1**

李某,男,38 岁,银行会计。2001 年 10 月 8 日初诊。以"因头晕,颈痛 3 年余"为主诉就诊。现症见面色㿠白,少气懒言,舌淡、苔薄白,脉缓弱。查颈椎生理活动度尚可,$C_{4\sim5}$ 棘突处压痛,侧方压顶试验阳性,颈椎正、侧、左、右斜位 X 线片示:颈椎变直,生理弧度消失,钩椎关节增生,$C_{4\sim5}$ 椎间孔变窄。诊断为眩晕性颈椎病。证属中气不足。治宜补中益气。

处方:黄芪、炒枳壳各 20 克,炒白术、陈皮、柴胡、升麻、甘草、当归、川芎、天麻各 10 克,党参 15 克,地龙、生龙骨(先煎)、生牡蛎(先煎)各 30 克。同时加服由三七、天麻、肉桂、当归、红花、人工牛黄等组成的颈椎活血胶囊(丁老经验方),每日 2 次,每次 5 粒,以改善脑部血液供应。

服 7 剂后诸证大减,再以上方加蔓荆子 30 克,继服 14 剂,诸证悉除。

【诊疗心法要点】丁老认为中气不足型眩晕多是由于先天不足或后天脾胃虚弱,不能健运水谷以化生气血,故而中气不足。气虚则血弱,而致清阳不展,脑失所养,故头晕。如《灵枢·口问》篇所载:"故上气不足,脑为之不满,耳为之苦鸣,头为之苦倾,目为之眩。"《景岳全书·眩运》指出:"眩运一证,虚者居其八九,而兼火、兼痰者不过十中一二耳。"强调了无虚不能作眩。患者时时眩晕,面色少神,懒言便溏或下坠,舌淡、苔薄白,脉缓无力。治宜补中益气、升清降浊,方用补中益气汤加味。丁老喜在补中益气汤中加入炒枳壳,且重用,一般 15~30 克,枳壳行气之力颇强,有"冲墙倒壁之功",配黄芪有补气行气的双重作用;配当归、川芎,气行则血行;炒枳壳尚能助升麻、柴胡升举清阳,使髓海得充,脑有所养。生龙骨、生牡蛎质重潜阳,取"诸风掉眩,皆属于肝"之意,另一方面又能佐制升麻、柴胡升发太过,一升一降,相反相成,共奏补中益气,升清降浊之功。

### 验案2

郑某,男,53 岁。以"阵发性眩晕伴恶心、呕吐,时有手麻 2 年余"为主诉,于 2002 年 3 月 4 日就诊。颈椎正、侧、左、右斜位 X 线片示:颈椎变直,钩椎关节增生,$C_{3\sim4}$ 椎间孔变窄。舌淡、苔白腻,脉濡滑。诊断为眩晕性颈椎病证属痰湿中阻。

处方:半夏、陈皮、茯苓、甘草、炒竹茹、天麻、当归、水蛭各 10克,炒枳壳 15 克,地龙、蔓荆子、生龙骨(先煎)、生牡蛎(先煎)各 30克,蜈蚣 2 条。手麻予以强力天麻杜仲胶囊口服,每日 3 次,每次服4 粒。

上方连服 14 剂而痊愈。

【诊疗心法要点】嗜酒肥甘,饥饱劳倦,伤于脾胃,健运失司,以致水谷不化精微,聚湿生痰,痰湿中阻,蒙蔽清阳,痰浊上扰清窍引起头晕、恶心、呕吐等。如《丹溪心法·头眩》说:"头眩,痰挟气虚并火,治痰为主。"并提出"无痰不作眩"的主张。又如《证治汇补·眩晕》曰:"以肝上连目系而应风,故眩为肝风,然亦有因火、因痰、因虚、因暑、因湿者。"患者多表现为头晕、头痛如蒙,恶心、呕吐,胸闷食少,苔白腻,脉濡滑等。治宜燥湿化痰,健脾和胃。方用温胆汤合半夏白术天麻汤加减。本例中,从症状看,患者眩晕、恶心、呕吐,证属眩晕范畴,但患者有痰湿阻络、络瘀久滞之征,故丁老在燥湿化痰治其本的同时更注重虫类药物的合理应用,以疏通经络治其标。叶天士曾说虫类药物"飞者升,走者降,灵动迅速,追拔沉混气血之邪"。以使"血无凝着,气可宣通",强调了虫类药物能深入筋骨络脉,有攻剔痼结瘀痰之功效。如方中水蛭、地龙、蜈蚣等可改善本病筋骨脉络瘀阻的病理变化。(王正 2003 年第 8 期《中医正骨》)

## 聂惠民治疗颈椎病致眩晕验案 1 则

### 验案

某女,44 岁。2008 年 12 月 12 日初诊。诉头晕,颈椎不适,睡眠不佳,容易紧张,情绪不稳,脾胃功能不佳,食欲不振,气胀上逆。舌质红暗、苔略厚,脉沉弦。血压正常。西医诊断:颈椎病。中医诊断:眩晕。辨证属肝气郁结、木郁乘土证。治宜解郁益气和胃。拟方:小柴胡汤合四君子汤加减。

处方:柴胡 10 克,黄芩 10 克,半夏 10 克,炙黄芪 20 克,党参 15 克,茯神 20 克,炒白术 15 克,生龙骨 30 克,生牡蛎 30 克,川厚朴 10 克,郁金 10 克,炒白芍 15 克,砂仁 6 克(后下),葛根 15 克,鸡血藤 15 克,菊花 15 克,炙鳖甲 15 克(先煎),藿香梗 10 克,紫苏梗 10 克,西洋参 2 克(入煎),天麻 5 克。14 剂,每日 1 剂,水煎服。

二诊:药后证减,胃脘转和,头晕、睡眠好转,心态平稳,余证皆减,二便可,舌质红暗、苔薄,脉沉弦。上方去藿香梗、紫苏梗,加炒神曲 15 克、丹参 15 克。继服 14 剂。

三诊(2009 年 2 月 27 日):胃脘和,头晕好转,睡眠佳,心态平稳,便如常,消化良好,舌质淡红、苔薄,脉沉弦。拟解郁和胃养心,上方去炒白术、郁金、鸡血藤,加赤芍 15 克。继服 14 剂。药后诸证消失,上方加减,调理 2 个月,以巩固疗效。

【诊疗心法要点】本案头晕,病虽在上,但究其病因病机则在脾胃,脾胃为后天之本,气血生化之源,若脾胃虚弱,则化源不足,气血虚少则头失所养,故出现头晕、失眠;脾主升清,胃主降浊,若脾不升清,则气血不能上荣于头,故也可出现头晕、失眠。因此,本病病位在于脾胃。脾胃居于中焦,为气机升降之枢纽,但是脾胃气机的升降与肝密切相关;中医认为肝具有主疏泄而调畅全身气机的功能,肝主疏泄功能正常则有利于脾胃升降;肝失疏泄,气机郁滞,则木郁乘土,致使脾胃不足、纳运失和、升降失调。该患者容易紧张、情绪不稳,以及舌象脉象均为肝气不舒的表现。故本案证属肝气郁结、木郁乘土、脾胃不足。治疗宜解郁疏肝、益气和胃、健脾升清,方用小柴胡汤合四君子汤加减。柴胡、黄芩疏利肝胆气机,半夏和胃降逆,党参、炙黄芪、茯神、炒白术补气健脾益胃,上药取小柴胡疏肝木、四君子补脾土之意。配合郁金、炒白芍、菊花疏肝柔肝,川厚朴、砂仁理气醒脾,共同调理肝脾。另外,临证时聂老师常常将藿香梗和紫苏梗作为对药一起使用,认为藿香梗偏于醒脾化湿,紫苏梗偏于调胃和中,二药同用具有良好的醒脾开胃、宣行郁滞作用。配半夏升清降浊,顺脾升胃降之性。(路广林,张秋霞,郭华,等 2011 年第 7 期《北京中医药》)

# 周仲瑛治疗颈椎病致眩晕验案 1 则

## 验案

李某,女,53 岁,干部。2000 年 1 月 19 日初诊。以"头昏目眩 2 月余"为主诉就诊。诉 2 个月前无明显诱因出现头昏、视物旋转,伴站立不稳,于某脑科医院检查,颈椎 X 线片示:椎间盘突出。确诊为颈椎病。就诊时症见:头昏、头沉闷,间有站立不稳,颈僵肩痛,手麻时作,二便可,口干,苔黄腻,尖红,脉细滑。辨证为肾虚肝旺,痰浊上蒙。

处方:天麻 10 克,蒺藜 15 克,葛根 15 克,法半夏 10 克,炒苍术 10 克,茯苓 10 克,泽泻 10 克,枸杞子 10 克,十大功劳叶 20 克,桑寄生 15 克,楮实子 10 克,菟丝子 20 克。14 剂,每日 1 剂,水煎服。

二诊:头昏减轻,但头脑不清,仍站立不稳,乏力,苔薄腻,脉细涩。辨证为气虚血瘀,痰浊上蒙,清阳不展。

处方:生黄芪 15 克,当归 10 克,制黄精 12 克,炙甘草 3 克,僵蚕 20 克,楮实子 10 克,枸杞子 10 克,葛根 25 克,桑寄生 15 克,炒杜仲 10 克,天麻 10 克,沙苑子 10 克,蒺藜 10 克。28 剂,每日 1 剂,水煎服。

三诊:患者头昏减轻,站立时有坐舟车感,腰酸腿软,尿频,苔薄黄腻、质暗红,脉细。辨证为肝肾不足,下虚高摇,风痰上扰。

处方:天麻10克,蒺藜12克,葛根15克,法半夏10克,炒苍术10克,炒白术10克,茯苓10克,泽泻20克,枸杞子10克,楮实子10克,桑寄生15克,菟丝子15克,续断15克,狗脊15克。14剂,每日1剂,水煎服。

四诊:患者诸证明显减轻,继以平补肝肾、化痰熄风活血之剂间断调养,病情缓解平稳。

【诊疗心法要点】周老认为本病大多以肝肾不足为本,临床就诊者大多为40~60岁患者,下元自然亏损。除眩晕主症外,又兼夹颈僵及肢体麻木疼痛等。肝主筋、肾主骨生髓,肝肾不足日久,则脑海、筋脉失养,若遇过劳、过食肥甘等因素即可诱发本病;风痰瘀为标,本病发病时头昏甚至头目眩晕是为肝风内动之症,由肝肾亏虚、水不涵木所致。故内风实为发病之标,而痰瘀内生、阻滞脑络更加剧了内风暗动的病理过程。由于风痰互结为患,故痰蒙于上则眩晕加重,阻于络则筋脉失养,出现肢体麻木疼痛、僵硬不遂或沉重无力。一般而言,本病始发以风痰上蒙阻络,病久则风痰瘀互结使病情反复加重或缠绵难愈。据本病之病因病机及症情,临床治法以平肝熄风、补益肝肾、化痰活血为主,针对标本主次及辨病辨证的不同,调整治法,立方遣药。代表方为天麻钩藤饮。基本方药:天麻、钩藤、石决明、桑寄生、怀牛膝、夜交藤、益母草等。加减:①眩晕显著肢麻不适者,宜熄风化痰活血为主,方中可加僵蚕、全蝎、胆南星、葛根、川芎、姜黄等。②眩晕且空,视物旋转,腰酸耳鸣者,宜补益肝肾为主,可加枸杞子、制黄精、制何首乌、楮实子等。③眩晕不剧伴头痛、肢体麻木疼痛,舌质暗,脉涩者,宜加重活血化瘀之品,如鬼箭羽、鸡血藤、丹参、葛根、姜黄等。④眩晕且头重沉闷、苔厚腻者,则可加重胆南星、海藻、泽泻以化痰熄风。⑤风阳上亢化火者,可加白薇、十大功劳叶、苦丁茶、黄连等。⑥脑髓空虚、气血不足者,加黄芪、当归、淫羊藿、鹿角、熟地黄等。⑦眩晕伴烦躁、失眠、胸闷者,加黄连、丹参、柴胡、合欢花、佛手、莲子心等。(王敬卿2002年第8期

## 干祖望治疗耳源性眩晕验案1则

### 验案

工某,女,32岁,某医院护士。2008年3月11日初诊。诉于1周前,劳累后出现头晕目眩,初起尚能活动,后逐渐加重,如坐舟车,上下反复,天旋地转之感,恶心呕吐,耳中吱吱如蝉鸣时作时止。曾在某医院就诊,诊断为梅尼埃病。给予20%甘露醇注射液250毫升,每日1次快速静脉滴注,盐酸倍他定注射液500毫升每日1次静脉滴注,眩晕停(地芬尼多)片、维脑路通片、维生素C丸等口服。经治疗1星期后,眩晕减轻,已可以自己缓慢行走,仍时有耳鸣,头晕恶心,心烦欲呕,舌淡、苔白、边缘有齿痕,未见眼球震颤,血压120/85毫米汞柱。因不愿继续静脉滴注而求中医治疗,诊断:耳源性眩晕。

处方:陈皮10克,半夏10克,竹茹10克,石菖蒲10克,胆南星6克,山药20克,泽泻15克,决明子10克,白术10克,党参15克,补骨脂15克,炙甘草5克。每日1剂,水煎,分早晚2次口服。

二诊(3月15日):前方连进3剂后,自觉诸证明显减轻,但仍偶有头晕泛恶,感觉记忆力减退,头昏,舌淡,苔白。因嫌中药汤剂煎煮麻烦,而不愿继续服用中药汤剂,故给予干祖望经验方五味子合剂6克(五味子30克,山药30克,当归30克,酸枣仁30克,龙眼肉30克,共为末,装胶囊备用)。每日3次口服。连服3日后,诸证悉平,痊愈。

【诊疗心法要点】梅尼埃病旧称美尼尔综合征,是内耳膜迷路水肿所致,以眩晕、耳鸣耳聋、恶心呕吐为主要症状。干老将本病分为痰火内停、肝阳上亢、气血两虚、阴虚阳亢等证型。临床用药上独重于归脾汤,并在长期的实践中总结出五味子合剂这一疗效极佳的验方,该临床疗效极佳,服药半小时后即有镇静作用,以水煎内服效果较佳。本方为中西医临床医生所喜用,因为它可以通用,不必严格辨证,只要是梅尼埃病即可。(崔力元,王立书2008年第10期《光明中医》)

## 李振华治疗梅尼埃病致眩晕验案1则

**验案**

王某,女,35岁,工人,西华县人。2009年7月14日初诊。以"头晕3年"为主诉就诊。诉于2006年12月起,出现眩晕、恶心、呕吐,发作时如坐舟船,不敢睁眼,时间达8~9小时,经服用镇静类药物后好转,但时有发作。2008年10月以来频繁发作,每月发作2~3次,每次眩晕1~2天。经检查左侧前庭功能低下,左颈动脉血流量降低,经多方治疗效果不显,故来诊。现旋转性头晕,头痛,恶心,呕吐,耳鸣频繁发作,舌苔薄稍腻、舌质偏红、舌体胖大,脉弦滑。西医诊断:梅尼埃病。中医诊断:眩晕(脾虚肝旺,肝肾阴虚,肝气上逆,痰阻耳窍)。治宜健脾疏肝,豁痰透窍。

处方:白术10克,茯苓15克,泽泻15克,橘红10克,半夏10克,厚朴10克,郁金10克,石菖蒲10克,天麻10克,细辛5克,菊花12克,炒栀子10克,龙齿18克,甘草3克。21剂,水煎服,每日1剂。

二诊(8月6日):患者已无恶心,呕吐,饮食增加,本月发作2次,发作时间90分钟左右,头晕头痛减轻。现仍耳鸣,睡眠差,舌苔薄,舌质淡红,舌体胖大,脉弦滑细。去厚朴,加磁石30克、蝉蜕10克、枸杞子15克、黄精18克。21剂,水煎服,每日1剂。

三诊(9月5日):服药期间发作1次,睡眠可,头晕较前减轻,现仍耳鸣,苔薄白、舌质偏红、舌体不胖大,脉弦细,痰湿已去。证属肝肾阴虚,肝火上逆。治宜滋阴养肝,熄风清热。

处方:蒸何首乌18克,白芍15克,枸杞子15克,黄精15克,泽泻15克,牡丹皮10克,磁石30克,蝉蜕10克,天麻10克,细辛5

克,郁金 10 克,石菖蒲 10 克,炒栀子 10 克,甘草 3 克。21 剂,水煎服,每日 1 剂。

随访近 2 个月无复发。

**【诊疗心法要点】**李老根据历代医家记载,认为本病的病变部位主要在内耳,其病理则为气血、痰湿停聚耳窍,病理之形成则关系到肝、脾、肾三脏。病理区分一是由于素体肾亏或久病伤阴所致的肾阴不足、肝失所养、虚火上炎、气血上逆、停聚耳窍而致的眩晕,或嗜酒肥甘、饮食无节、损伤脾胃而致的脾失健运、聚湿生痰、脾虚肝旺、肝气上逆、痰湿阻滞耳窍而致眩晕。临床以阴虚多见,脾虚较少见,脾肾俱虚者更少见。李老认为,脾肾俱虚之病,原则上宜健脾疏肝和胃为先,脾健、肝疏、胃和,气机通畅,升降恢复,再宜滋阴疏肝。但健脾疏肝和胃之药不宜过于温燥伤阴,滋阴疏肝之药不宜滋腻助湿,应二者兼顾治疗用药。如先滋阴,则伤脾气而助湿,会加重病情。本患者病理既有脾虚痰湿又有肝肾阴虚,缠绵久而不愈,其原因即在于此。治疗时比较矛盾,在治法上要化痰祛湿疏肝为先,后再滋阴。李老在治疗时辨证清晰,根据痰湿、阴虚的程度,用药的分寸恰到好处。患者由于思虑劳倦过度,饮食不节,耗伤脾气,致使脾失健运,水湿内停,聚湿生痰,痰浊中阻,气机郁而化热。脾虚则肝旺,痰湿随肝气上逆,故眩晕。阴虚加痰火上逆则耳鸣,痰火扰心则心烦、失眠。一诊首先方用半夏白术天麻汤与仲景治眩名方泽泻汤为基础治疗,药用白术健脾燥湿;泽泻、茯苓淡渗利湿,祛湿而不伤阴;橘红、半夏、厚朴燥湿化痰,降逆止呕;郁金、石菖蒲、龙齿安神定志、透窍;炒栀子、天麻、菊花祛肝风、平肝火;细辛引经通窍;甘草调和诸药。二诊稍加滋阴药枸杞子、黄精。三诊由于痰湿祛,病理以阴虚为主,故用滋养肝肾、平肝熄风定眩法治疗,药取蒸何首乌、白芍、枸杞子、黄精滋补肝肾,养血益精,为补虚治本之药;牡丹皮凉血活血;泽泻健脾渗湿,且防滋阴助湿。蝉蜕、菊花、磁石平肝降逆,善于疏散肝经风热;细辛辛香走窜,引经通窍;天麻平肝熄风,为治风之要药。诸药合用,标本兼顾,故疗效显著。(张正杰,李振华 2010 年第 1 期《河南中医》)

## 马骏治疗梅尼埃病致眩晕验案 1 则

**验案**

某男,55 岁,工人。2004 年 1 月 20 日初诊。患者素体肥胖,5 天前劳累过度,突感头昏目眩,视物旋转,动则加重,伴恶心呕吐、耳鸣频作。患者面色㿠白,舌质淡红、苔白腻,脉沉细。查:血压 115/70 毫米汞柱,血常规正常,颈椎摄片、颅脑 CT 无异常,诊为梅尼埃病。证属痰饮停积脑窍,清阳失宣。治宜温化痰饮,利水通窍。方以苓桂术甘汤化裁。

处方:茯苓 20 克,党参 10 克,白术 10 克,姜半夏 10 克,天麻 10 克,桂枝 8 克,炙甘草 8 克,泽泻 20 克,川芎 10 克,陈皮 10 克。每日 1 剂,水煎服。

3 剂后眩晕减轻,呕吐已止,效不更方,续服 4 剂,以巩固疗效。1 年后随访,未见复发。

【诊疗心法要点】梅尼埃病用中医病机观念来阐述就是水饮停滞。马老认为,苓桂术甘汤正为此病机所设。马老根据"心下逆满,气上冲胸,起即头眩"的论述,认为本病主要为"水气上冲"、清阳不煦所致,尤其是"起即头眩"一症,与苓桂术甘汤证颇为相似,遂用本方治疗,通阳利水降冲,并加泽泻 20 克,又有《金匮要略》泽泻治疗痰饮眩晕之意,则效果尤著。(孔红兵 2005 年第 3 期《中医药临床杂志》)

## 徐经世治疗梅尼埃病致眩晕验案 1 则

**验案**

某女,40 岁,工人。1995 年 10 月 16 日就诊。患者眩晕病史数年,西医诊断为梅尼埃病,今检查又伴有椎 - 基底动脉供血不足,头晕目眩,泛泛欲吐,动则欲仆,行不自持,心悸自汗,左上肢发麻,月事周期虽属正常,但血紫兼块,脉象弦涩,舌现瘀斑。此系肝郁气逆、失其平衡为患。拟用逍遥之意。

处方:柴胡梗10克,杭白芍20克,煨葛根25克,代赭石15克,明天麻15克,茺蔚子15克,桑寄生30克,合欢皮30克,远志10克,建泽泻10克,姜竹茹10克。

嘱其先进3剂,2剂则症状明显好转,药进有效;又连服5剂,恢复如常。恐有覆辙之虑,继以原方加减调之,以资巩固。

【诊疗心法要点】五脏六腑之精气皆注于目,一旦发生病变,则会出现目眩以转,即为眩晕。按其病机,中医以虚实立论,虚则有阴阳气血之分,实乃有痰涎风火之辨。在临床上往往以虚实互见、下虚上实为基本特征,而下虚不外气与血,上实不外风痰火。而其中又以下虚为本,上实为标。故固本为主,辅以治标,是治疗本病的基本原则。临床以五型论治,本案就气郁而言,所致眩晕有责于肝,因肝喜调达,主司疏泄,对全身脏腑气机升降出入之间的平衡协调起着重要的作用,一旦失调,则气逆于上,发为眩晕。治用加味逍遥,切中病机,可谓一方治木郁而诸郁得解,确信其然。徐老认为内科杂证病机复杂多变,但从郁论治,却可执繁驭简,独辟一方天地。在治疗上要始终抓住"气、郁"两字,然气有九种,郁有六郁,正确处理好气和郁的关系,是治疗成功的关键所在。(陶永,张国梁,侯浩彬,等2008年第5期《中医药临床杂志》)


# 张琪治疗梅尼埃病致眩晕验案2则

## 验案1

关某,女,37岁。1991年5月18日初诊。诉患眩晕症7年,发作即视物旋转,眼不敢睁,不能行走;缓解后微感头眩,头部隐隐作痛。初患1年发作2~3次,近1年则发作频频,少有宁时,伴有心烦易怒,夜寐多梦。某院诊为梅尼埃病。曾用激素等药治疗,初尚

眩晕医案

有效,后既无功,因寻求中医治疗。诊见形瘦,面色黧黑,两目干涩,舌质淡红、苔薄白,脉弦细数。诊为肝血亏虚,兼风热上扰。治以补肝养血,佐以祛风清热为法。遂投以补肝汤加味。

处方:当归、川芎各15克,白芍、生地黄各20克,焦栀子、郁李仁、木瓜、荆芥穗、白芷各10克。每日1剂,水煎服。

服上方12剂,眩晕渐止,心烦、失眠症亦明显好转。效不更方,续以上方再服6剂,眩晕全无。后以养血安神片调理,终告痊愈,随访1年,未见复发。

**【诊疗心法要点】**秦景明《症因脉治》云:"或因恼怒伤,肝血内动而煎熬血室,此阴血内耗,血海干枯而为眩晕之症矣。"本案之眩晕即属此类肝血不足,脑失所养;血虚易生内热,又易感外邪。虚热上扰,外风上侵,故眩晕而兼头痛。治疗此类眩晕,不能用补气助阳刚燥之品,只宜用养血柔肝、滋润清凉之药,张老采用补肝汤,重用四物养血为主,合木瓜酸以抑肝;焦栀子清热凉血;郁李仁润燥;白芷、荆芥穗以祛外风。药证相符,故仅投药18剂,数年之顽症基本告愈。(朱永志,朱淑梅1994年第3期《辽宁中医杂志》)

**验案2**

庞某,男,33岁,干部。1984年2月3日初诊。患病3年余,发作时头晕目眩,视物旋转,如坐舟车,恶心吐涎沫,经各医院检查,诊为梅尼埃病,历经中西医治疗不效,1周内发作数次,不能工作,望其面色青暗不荣、舌紫暗,脉象沉细。辨证分析似属阳虚阴盛,血运失畅,浊阴上逆,脉络瘀滞而发。治以吴茱萸汤合半夏天麻白术汤化裁。

处方:吴茱萸15克,人参15克,生姜15克,大枣5枚,半夏20克,天麻15克,白术15克,茯苓15克,橘红15克,干姜10克,钩藤15克。每日1剂,水煎服。

3月15日中间三次复诊,守上方。眩晕一直未发作,精神恢复,食欲增进,面色转红润,舌淡红,脉沉有力。患者自觉已愈,要求回农场上班,远期追踪患者无复发。

【诊疗心法要点】《伤寒论》厥阴篇 377 条的吴茱萸汤是为厥阴头痛所设。今审验案,其病机恰如肝胃虚寒,浊阴上逆,寒邪挟浊阴之气上逆乘胃,中阳不振,脾气不升,胃气不降故恶心吐涎沫;肝经与督脉会于巅顶,阴寒随经上逆则见面色青暗;上扰清阳则眩晕频作,虽无头痛,但谨守病机,知常达变。方中吴茱萸辛苦大热,入通于肝,肝温则木得条达。苦以温肾,则水不寒,辛以散邪土不受扰,配生姜宣散寒邪,降逆止呕,人参、大枣补虚和中,配半夏、白术、天麻共成治痰浊上逆眩晕的有效方剂。而治眩晕的要药又首推天麻,用钩藤引诸药以达肝经,而获奇效。(古风江 1985 年第 2 期《黑龙江中医药》)

## 张学文治疗梅尼埃病致眩晕验案 1 则

### 验案

某女,53 岁。头晕目眩反复发作,发作时恶心呕吐,不能站立,站立则欲倒,2～3 日发作 1 次。曾经西医多种检查,诊断为梅尼埃病,迭进中西药无效。张师认为是风痰上扰,虚瘀交加。治以化痰通络、平肝益肾为法。

处方:橘红 10 克,茯苓 15 克,姜半夏 10 克,磁石 30 克(先煎),丹参 15 克,川牛膝 10 克,桑寄生 15 克,菊花 12 克,钩藤 12 克,夜交藤 30 克,桂枝 5 克,女贞子 10 克。水煎服。

服 12 剂,症状平伏,随访未见复发。

【诊疗心法要点】张师认为本病属中医"眩晕""头眩""眩运"范畴,为风象之证,病机主要是内虚,脑受激荡,痰湿瘀血阻滞。盖脑为元神之府,为髓海,髓由精生,精藏于肾,肾受五脏之精而藏之;又肾开窍于耳,引肾同源。若因各种因素导致气血精亏虚,以致肾精不足,髓源亏虚,引阳上亢,虚风内动,发为眩晕。脑为清灵之窍,喜静谧而恶动摇,以通畅为顺,若外感邪气,上扰于脑,或情志失调,饮食失节,脏腑受损,气化失常,阴阳失调,痰浊内生,上犯于脑,扰动脑窍,发为眩晕。脏腑失调,引肾亏虚,则气血运行不利,血脉瘀滞;痰浊阻滞,壅滞血脉,瘀阻脑窍,神明失用,发为眩晕。故《医学正传》提出"血瘀致眩"。张师认为在本病的病变过程中,脑失充养,髓海不足是发病的内在基础,邪气、情志、痰浊、瘀血、劳倦等是诱发因素。虚、邪、痰、瘀是相互影响、互为因果的,正虚则易受邪,邪犯则气血失利而为瘀,血不利则为水,水停则成痰,痰水壅滞血脉则为瘀,瘀则脑失养而虚。因此,治疗当标本同治,以活血化痰熄风、益肾平肝降逆为法。临床常用磁石、钩藤、菊花、茯苓、姜半夏、橘红降逆平肝、化痰熄风;用丹参、川牛膝活血化瘀;桑寄生、女贞子滋补阴肾。胸闷较重加砂仁、白豆蔻,呕吐频繁加旋覆花、代赭石、黄连、干姜,偏寒者和茯苓桂枝甘草白术汤或加干姜、白芥子;偏热者加竹茹、黄芩,气虚加白术、黄芪,瘀血较重加桃仁、红花。(刘绪银 2011 年第 17 期《中医临床研究》)

## 钟一棠治疗内耳性眩晕验案 1 则

### 验案

某女,47 岁。诉头晕目眩,甚则卧床不起,起则房旋,反复发作 2 年余。近日眩晕又作,视物旋转,耳鸣,胃纳不佳,恶眩呕吐,肢体困乏。西医诊为内耳性眩晕。舌淡、苔白腻,脉濡滑。此为痰浊蒙阻、清阳不升之候。治宜化痰宣窍,升清降浊。

处方:姜半夏 15 克,茯苓 20 克,泽泻 15 克,炒白术 10 克,陈皮 6 克,枳壳 6 克,石菖蒲 5 克,僵蚕 10 克,甘草 3 克。

服药 5 剂,眩晕大减,后以原方出入调理而安。

【诊疗心法要点】古人云:"无痰不作眩。"然痰乃病理产物,成因不一,或饮食不节,肥甘厚味太过,脾运失健,聚湿成痰;或肺失宣降,水津留结而为痰;或气虚,津不化气而为痰;或邪热灼津而成痰等,自非一端。而痰浊一成,阻滞经络,清阳上升,清空之窍失其所养,则见头晕目眩。治疗上,必辨其起痰之源而后治之,才能击中要

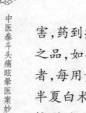
害,药到病除。若气郁痰滞而致眩晕,每于化痰之中加入顺气开郁之品,如郁金、柴胡、陈皮之类;若痰郁化火,或火热灼津成痰而致者,每用黄连温胆汤加入菊花、竹叶等品;若肝风挟痰上犯者,可用半夏白术天麻汤加味;若风、火、痰三者交结为害者,其眩晕之作,每较剧烈,有翻船倒屋之感,治疗必三者兼顾,以清热化痰熄风为法,习用竹叶、竹茹、黄芩、杭白菊、天麻、钩藤、柴胡、白芍、半夏、夏枯草之类。(陈锐 2011 年第 36 期《中国社区医师》)

## 段富津治疗眩晕验案 3 则

### 验案 1

李某,女,51 岁。2011 年 5 月 18 日初诊。以"眩晕半年"为主诉就诊,患者近半年月经稀发,已停经 3 个月,现眩晕,腰膝酸软,耳鸣,目暗,伴有自汗、盗汗、口干,血压 140/100 毫米汞柱,舌略红、苔微黄,脉弦细略数。颈椎及头部 CT 未见明显异常。盆腔超声示:子宫附件无明显异常。拟方知柏地黄丸加味。

处方:熟地黄 20 克,山茱萸 15 克,山药 25 克,茯苓 30 克,泽泻 20 克,石决明 30 克,知母 15 克,黄柏 10 克,怀牛膝 20 克,生杜仲 15 克,生龙骨 40 克,生牡蛎 40 克。7 剂,每日 1 剂,水煎服。

二诊(5 月 25 日):眩晕好转,自汗减轻,偶有腰痛,上方加桑寄生 20 克,7 剂。

三诊(6 月 1 日):眩晕大减,微有盗汗,上方生龙骨、生牡蛎煅用,7 剂。

6 月 16 日来告知,眩晕已愈。

【诊疗心法要点】经断前后诸证是妇女在经断前后由于天癸将竭,肾气渐衰,阴阳平衡失调,月经开始紊乱、稀发,渐至绝止。伴随着月经的变化而出现以烘热汗出为主症的绝经前后诸证,发无定时,随情绪波动。常伴有倦怠乏力、急躁易怒、眩晕心悸、失眠健忘、耳鸣、腰膝酸软、手足心热、面目浮肿、尿频失禁等症状。肾藏精,肝藏血,肝肾同源,精血互生,肝肾不足,精血衰少,肾精不能上充于清窍,肝血不能上荣于目,故本案中患者发为头眩。方中重用熟地黄为君滋阴补肾,填精益髓;山茱萸补养肝肾,健脾补虚,益精固肾,能治诸虚劳损;泽泻利湿泻浊,防熟地黄滋腻敛邪;重用茯苓淡渗利湿,助山药健运脾胃;怀牛膝、生杜仲二者合用补肝肾、强筋骨;知母、黄柏合用,滋阴而降相火;石决明、生龙骨、生牡蛎合用以平肝潜阳。诸药合用,滋补肝肾,平肝降火,标本兼顾,故7剂而眩晕好转。二诊时偶有腰痛,方中加入桑寄生以增强补益肝肾之功。三诊时眩晕已止,只是微有盗汗,故生龙骨、生牡蛎易为煅龙骨、煅牡蛎以增强敛汗之功。(王金凤,孙丽英2012年第6期《中医药学报》)

### 验案2

张某,女,50岁。2006年4月17日初诊。诉时发眩晕,贫血面容,胸闷,心慌,气短,动则尤甚,血压正常,舌边瘀斑,月经后期,脉沉缓。辨证属气血两虚,以血虚为主。治宜益气补血。拟方圣愈汤加味。

处方:熟地黄20克,当归15克,白芍15克,川芎10克,红花10克,黄芪30克,白参15克,荆芥穗10克,枸杞子20克,天麻15克。7剂。

二诊(4月24日):眩晕好转,仍气短,上方加五味子15克以收敛肺气,7剂。

三诊(5月8日):眩止,仍气短,自汗,上方去荆芥穗,加焦白术15克,煅龙骨、煅牡蛎各30克,7剂。焦白术有益气补脾、固表止汗之功;煅龙骨、煅牡蛎长于收敛固涩以止自汗。

四诊(5月15日):上症均好转,唯口干,仍气微短,舌瘀斑,上方加葛根15克,以升阳生津,7剂。

【诊疗心法要点】此例患者为气血两虚,以血虚为主,初诊处方以圣愈汤加味,方中重用熟地黄为君滋阴补血;臣以黄芪、白参大补脾胃之气,气旺则血生;当归补血养肝,和血调经;白芍养血柔肝;川芎活血行气,并缓解熟地黄、白芍黏腻之性;舌边有瘀斑为瘀血之象,故加入红花活血祛瘀;天麻熄风止痉,平肝潜阳,为止眩晕必用之药;荆芥穗味辛芳香,能入血分,散血分之风,其性轻扬,能升发脾胃清阳而止眩晕;补血者,当求之于肝肾,肝藏血,肾藏精,精血同源,故入枸杞子既滋补肝肾,又可养血。前后四诊,随证灵活加减,病得痊愈。

## 验案3

徐某,女,29 岁。2000 年 6 月 17 日初诊。诉眩晕 1 月余,周身酸楚,食少,疲劳乏力,甚则汗出欲脱,颈项不舒,干呕,头重,大便不调,舌质淡,脉弦缓略无力。辨证属气虚挟湿证。治宜健脾祛湿。拟方升阳益胃汤加减。

处方:白参 10 克,黄芪 30 克,茯苓 20 克,白术 15 克,半夏 15 克,陈皮 15 克,炙甘草 15 克,柴胡 10 克,防风 15 克,羌活 15 克,独活 15 克。6 剂。

二诊(6 月 24 日):眩晕大减,自觉精神好转,脉较前略有力,守上方继服,6 剂。

三诊(7 月 2 日):继续好转,症状已不明显,上方去独活、柴胡,继服 6 剂,嘱其饮食调养。

【诊疗心法要点】脾土虚弱,湿淫于内,清阳之气不升,则为眩晕;脾虚不能制湿,湿流关节,故见周身酸楚,颈项不适;脾失健运,气血生化不足,肢体失于濡养,则疲劳乏力;母病及子,脾虚则肺气亦虚,肺气虚不能固表,则见汗出;脾虚则传化失司,故见大便不调;舌质淡,脉弦缓略无力皆脾虚有湿之象。初诊乃升阳益胃汤加减,方中重用黄芪为君补中益气、升阳固表;配伍白参、白术、茯苓益气健脾渗湿为臣;症见干呕,故以半夏、陈皮燥湿理气,和胃降逆;风能胜湿,防风、羌活、独活诸风药合用祛全身上下之湿邪;柴胡升举清阳之气。用药切中病机,故 6 剂而病大减,二诊、三诊略有加减,前后 18 剂而获痊愈。(左军,运峰,李冀 2009 年第 6 期《中医药学报》)

# 李德新治疗眩晕验案 1 则

## 验案

王某,男,63 岁。2004 年 5 月初诊。诉眩晕,食少,病已半年余。平素嗜食肥甘,自诉头晕目眩,遇劳则发,神疲乏力,嗜睡,脘闷气逆,纳呆,其脉左弦、右滑,舌苔白腻、有齿痕。证属脾虚痰浊,升降失司。治宜补脾益气,调畅气机。方拟四君子汤加味。

处方:白术 20 克,川芎、砂仁、白豆蔻、甘草、茯苓、枳壳、陈皮、厚朴、党参各 10 克,天麻 5 克。

上剂服 7 剂,复诊,嗜睡眩晕减轻,食欲好转,上方去砂仁、白豆蔻,加菊花、葛根各 10 克,又服 7 剂。药后顿觉头晕、头重明显减轻,步履轻快,神情清爽,诸证基本消失,随访半年,病情稳定。

【诊疗心法要点】李师深研医典,融汇各家学说与多年临床实践相结合,形成了治疗眩晕的独特辨证思路。脾胃为后天之本,气血生化之源。如因忧思劳倦,损伤脾胃;或嗜酒肥甘,饥饱劳倦,伤于脾胃,最终出现脾胃虚弱,运化失常。在此基础上,导致眩晕可见两种情况:一为脾胃虚弱,不能健运水谷以生化气血,致气血两虚。气虚清阳不展,则不能上达清窍,血虚不能上荣于脑,则脑失所养,皆能发为眩晕,正所谓"无虚不作眩"。如《景岳全书·眩晕》所说:"原病之由有气虚者,乃清气不能上升,当益阴补血,此皆不足之证也。"一为脾虚失运,水湿内停,水饮停聚,清阳不升,清空之窍失其所养,故头为之倾,目为之眩,正所谓"无痰不作眩"。《医学准绳六要》云:"中宫湿痰,壅塞清道,因头眩晕,脉必缓,宜平胃渗湿。"既然脾胃健运失司为眩晕的病机关键,如何调理脾胃功能是治疗本病的根本之一,盖脾胃同居中州,一身气机之枢纽,敷布精微于全身,脾升则健,胃降则和,若脾胃功能失常,升降失司,气血津液代谢失常,造成痰湿停聚,则清阳不升,浊阴不降,气机不利,水谷精微无以化纳,气血生化乏源。所以在治疗眩晕时,提出"健运中州,益气血

121

生化之源;调畅气机,理枢纽升降之乱"总的治疗原则。李师在选用药物方剂上,考虑到本病患者多为老年人,病程时间长,需要较长时间治疗的特点,多用药性平和之品,多以六君子汤、温胆汤为主补益脾胃,辅以陈皮、厚朴、枳壳等升清降浊、调理气机,酌加砂仁、白豆蔻、郁金、菖蒲、天麻、川芎等药对。上述诸药相配伍,达到"健运中州,益气血生化之源;调畅气机,理枢纽升降之乱"的目的。(张杰,谢映红,郭春媛2005年第6期《辽宁中医杂志》)

## 李士懋治疗眩晕验案2则

### 验案1

患儿,男,10岁。2009年12月6日初诊。以"头晕头痛1个月"为主诉来诊。诉严重时会晕倒,伴有胸闷胸痛。曾在某医院行头颅CT、心电图、动态心电图、心脏彩超等检查,均未见异常。平素纳呆食少,大便干结,爱发脾气。诊其面色萎黄,咽红,舌质嫩红、苔少,脉濡细滑。此乃素体脾虚,脾虚肝旺,郁火上蒙罹患此疾。西医诊断:自主神经功能失调。中医诊断:眩晕。证属脾虚肝旺,郁热上蒙。治宜健脾理气,清肝泻热。以新加升降散合资生方加减为治。

处方:白术12克,山药12克,玄参12克,牛蒡子12克,僵蚕12克,蝉蜕12克,石菖蒲9克,郁金9克,连翘12克,牡丹皮9克,炒栀子12克,远志9克,白芷9克,炒槟榔12克,甘草6克。7剂,水煎服,每日1剂。

二诊(12月11日):服药5剂后,头晕减轻。昨晚无明显诱因出现发热,体温38℃,今来诊。自述轻微头痛,咽痛,不咳,诊其舌苔薄白略腻,脉象濡数。查咽部充血,两肺听诊未见异常。血常规检查提示"病毒感染"。治宜化湿清热。

处方:炒杏仁9克,薏苡仁12克,玄参12克,赤芍9克,牡丹皮9克,炒槟榔12克,僵蚕12克,蝉蜕12克,牛蒡子12克,连翘15克,酒炒黄芩9克,炒栀子12克,大青叶15克,芦根12克,甘草6

克。3剂,水煎服,每日1剂。

三诊(12月16日):3剂药后热退,继续服完12月6日方2剂后,头晕头痛已不明显,余无不适,脉转濡缓。停服中药,改服二黄颗粒(院内制剂),每次1袋,每日2次,冲服,健脾胃,助消化,巩固疗效。嘱其注意清淡饮食;同时提醒家长关注孩子心理健康。

【诊疗心法要点】综合分析该患实因素体脾虚,土不生金,肺卫不固而常染感冒。土虚木郁,肝之柔性失和,则爱发脾气;郁火上蒙,则头晕头痛;肝气不舒,气机不畅,则现胸部闷痛。故以李老新加升降散宣透郁热,张锡纯资生方健脾润肺,再加清肝解郁、化痰开窍之品,标本同治,共奏健脾理气、清肝泻热之功。同时对患儿及家长进行适时的心理疏导,起到很好的辅助治疗作用,因此收效良好。

升降散载于清代医家杨栗山的《伤寒温疫条辨》,由白僵蚕(酒炒)、全蝉蜕、广姜黄(去皮)、川大黄(生用)4味药组成。方以僵蚕为君,蝉蜕为臣,姜黄为佐,大黄为使。僵蚕轻浮而升,能清热解郁,散逆浊结滞之痰,"以清化而升阳";蝉蜕为清虚之品,功擅清热解毒,"以清虚而散火";姜黄大寒无毒,"祛邪伐恶,行气散瘀";大黄大寒无毒,上抑亢甚之阳,下导蕴结之热,泻热排毒。药虽四味,却配伍精当,寒温并用,升降同施。方名曰升降散,盖取"僵蚕、蝉蜕升阳中之清阳,姜黄、大黄降阴中之浊阴,一升一降,内外通和"之意。善能升清降浊,通里达表,行气活血,透发郁热,为治火郁良方。关于火郁的治疗,李老认为,关键在于宣畅气机,清透郁热。郁热治方很多,但其临证善用升降散,并视此为郁热总方,加减化裁,每获良效。

验案2

患儿,女,10岁。2009年12月14日初诊。主诉头晕头痛月余,患儿1个多月前无明显诱因出现头晕头痛,晕甚不能站立,不能睁眼,纳呆,恶心欲吐。曾在当地某医院拍X线片,诊断为双侧上颌窦炎。胸片未见异常,血常规无异常。脑电图有轻度异常(神清,闭目受检,基本波动8~10赫兹,节律高幅对称,广泛可见;4~6赫兹,波动中幅对称;睁眼波幅降低)。后在某医院检查,否认鼻窦炎。曾经抗生素治疗无效。诊时家长背患儿入诊室,头晕不能睁眼,不能站立,不能自坐(须家长扶持),头痛昏蒙,恶心欲吐。舌苔厚腻满布,脉濡弦滑略数。中医诊断:眩晕。证属湿热中阻,痰热上蒙清窍。治宜化湿清热,化痰开窍。

处方:炒杏仁10克,苍术10克,玄参10克,姜半夏10克,栝楼10克,槟榔10克,僵蚕10,蝉蜕12克,白芷6克,连翘10克,炒栀子10克,远志6克,郁金10克,石菖蒲6克,甘草3克。6剂,每日1剂,水煎温服。

二诊(12月20日):药后诸证基本消失,随其父亲自行步入诊室。舌苔转为薄腻,脉弦濡滑。上方去苍术,加薏苡仁15克,减蝉蜕为6克,继服7剂。

三诊(12月27日):头痛头晕已愈,偶有轻微咳嗽,便干,隔日1行,苔白腻,脉濡缓。上方去薏苡仁、白芷,加苍术10克、牛蒡子10克。继服7剂。并嘱药后若无其他不适,即可停服中药,改以二黄颗粒(院内制剂),每次1袋,每日2次,温水冲服,调理脾胃,巩固疗效。同时嘱家长注意教育方式,关注儿童心理。

【诊疗心法要点】该患儿辨证属湿热中阻,痰热上蒙清窍之眩晕。予化湿清热、化痰开窍方药,6剂晕痛大减,13剂晕痛全消。初诊时患儿母亲曾透露其因学习成绩欠佳而有厌学之念,木不疏土亦成湿热中阻之因,方取三仁汤、升降散之意,但宗化湿、透热之旨,灵活变通其方,收到良好效果。火郁证涉及的疾病范围甚广,牵及外感、内伤两大类,内外妇儿多种病症。凡具火郁证特征者,皆可名之。郁热在里之候,由于致郁因素不同,所郁部位有异,郁闭程度不等,正气强弱有别,兼杂邪气各殊,因而表现纷杂。尽管千差万别,但因同具火郁于内的病理基础,故临床表现有其共性可循。脉象:脉沉数者,为火郁证之典型脉象。舌象:多见红舌,伴见面红而暗滞。神志症状:火郁之证常有神志改变,如心烦、少寐、狂躁、神昏、嗜睡等。热象(真征):火郁证常因火郁于内,表现出一派热象,如渴喜冷饮、胸腹灼热、溲赤便结臭秽等。寒象(假象):因其阳郁不达,外失温煦,而现一派寒象,如恶寒肢厥,甚至通体皆厥等。脏腑见证:由于热郁部位不同,可兼不同的脏腑见证,心经郁热,可见烦躁不寐、谵狂神昏、口舌生疮;肺经郁热,则见咽痛喘咳、胸闷胸痛;肝经郁热,可见烦躁易怒、胁肋胀痛、眩晕惊厥;脾经郁热,常见身热倦怠、胸闷吐利、牙痛龈肿。(刘惠聪 2011 年第 8 期《中国民间疗法》)

## 路志正治疗眩晕验案 2 则

### 验案 1

某男,42 岁。2009 年 2 月 18 日初诊。以"头晕 20 余天"为主诉来诊。诉缘于除夕之夜饮酒后,休息较少,次日中午突发头晕、恶心、呕吐,遂呼叫救护车送至医院留观输液,后症状稍缓,但仍头晕,不能久立及活动。刻下:头晕头重,走路时有晃动感,无恶心呕吐,平素胃纳欠佳,进食生冷后胃胀,喜暖、口干苦、口黏,睡眠欠安,2 ~ 3 小时醒 1 次,大便干,量少,常 2 ~ 3 天 1 行,舌质红绛、苔薄黄,脉右沉细尺弱,左沉细弦。路老认为该患者系饮食不节,脾胃受损,升降失常。重点在于胃降不及,痰湿郁热,上扰于清窍,则发为眩晕。治宜化湿涤痰,和胃降浊。

处方:栝楼皮 15 克,姜半夏 12 克,黄连 8 克,厚朴花 12 克,炒杏仁 9 克,薏苡仁 30 克,茵陈 12 克,陈皮 15 克,茯苓 30 克,藿香梗 12 克,紫苏梗 12 克,紫菀 12 克,炒莱菔子 15 克,甘草 6 克,生姜 2 片为引。7 剂,水煎服。

二诊(2 月 25 日):服上方眩晕大减,无晃动感,能较长时间行走,胃胀已除,大便较前好转,1 日 1 行,仍偏干。睡眠略好转,仍欠安。舌质红、苔薄白腻,脉右沉细尺弱,左沉细弦。既见效机,步武前法,去紫菀、茵陈,加炒枳实 10 克、竹茹 15 克,7 剂,水煎服。

后电话随访告知,服药后眩晕消失,睡眠亦好转,患者自行购上方 7 剂,服后睡眠安然。

【诊疗心法要点】患者因饮食不节诱发,脾胃升降失常而以胃失和降为主,故以降为主,佐以升清。路老首诊以小陷胸汤合藿朴夏苓汤、三仁汤法,二诊又参入温胆汤意,诸方均以和胃化湿、泄浊降逆为主,又少佐藿香梗之芳化以升发脾中清阳、茵陈入肝胆以升发阳气、紫菀宣肺以开胸阳,降中寓升,使气机灵动活泼。路老在前人"无痰不作眩""无风不作眩""无虚不作眩"的基础上,进一步提出本证的病机关键在于"升降失常"。盖病本于虚,阴虚则阳亢、化风、生火、挟痰,上扰于清空,是为升之太过、降之不及;若阳气虚衰,鼓动无力,则五脏精华之血、六腑清阳之气不能上荣,是为升之不及、降之太过。故以"升降"二字,可统赅病机之核心,路老临证常权衡升降何者太过、何者不及,太过者抑之、不及者扶之,燮理升降,以归于衡。然升降之枢,在于中州,因此,路老认为,欲调升降,首重脾胃,只有中气健旺,气机方能运转如枢、升降自如。升降动态平衡,则一身气血得以敷布调匀、阴阳水火交济,其他脏腑恢复正常功能。

### 验案 2

某女,69 岁。2008 年 5 月 28 日初诊。以"头晕反复发作 10 余年,伴耳鸣"为主诉就诊。患者头晕反复发作,约每周发作 1 次,每次晨起即发作 2 小时,有时天旋地转伴恶心,耳鸣如蝉。多方服中药治疗未效,仍头晕耳鸣,平素心悸、无力、视力模糊、口干渴,但不敢多饮,纳少,稍多食易脘胀、泛酸,大便不成形,每日一二行,尿频,以后半夜为著,舌红少苔,左手脉沉弦,右手脉弦细弱。血压:120/60 毫米汞柱。路老认为:头晕、耳鸣、心悸、视物模糊、舌苔少,脉弦细,系肝之阴血不足、肝阳偏旺之象;而乏力、纳少、便溏、尿频、右脉细弱,为脾气虚弱,清阳不升;脘胀、泛酸,为胃失和降。故治宜柔肝养血以抑木,运脾和胃以扶土。前法偏执一端,今兼顾之。

处方:党参 12 克,葛根 15 克,菊花 10 克,炒蒺藜 12 克,天麻 10 克,防风 8 克,僵蚕 10 克,丹参 15 克,白芍 15 克,姜半夏 9 克,茯苓 20 克,陈皮 10 克,炒白术 15 克,炒酸枣仁 18 克,炒枳壳 12 克,生龙骨 30 克(先煎),生牡蛎 30 克(先煎)。14 剂,水煎服。

二诊(6月27日):患者服药后头晕减轻,每周发作1次,但持续时间缩短,程度减轻,耳鸣如前,仍食欲不振,食后泛酸,自觉食物皆呈酸味,阵发性心慌,尿频,视力模糊,大便已正常,舌红少苔,脉沉弦小滑。路老认为方已中病,大法仍守抑木扶土为主,上方去丹参、茯苓、枳壳,加煅瓦楞子18克、生山药15克、桑椹子12克,以制酸和胃,并加强养阴之力。14剂,水煎服。

患者以本方加减,服至2008年8月底来诊,诉头晕已未发作,饮食、二便均调。

【诊疗心法要点】本案肝木过旺而脾胃虚弱,故刚柔失和。前法镇肝熄风仅治肝旺,且方中滋阴之品必碍胃、重镇之品则伤脾;益气聪明汤则升脾阳有余,而徒增肝阳之上亢。路老以调和肝脾之刚柔以复其常,方取痛泻要方以抑木扶土,更伍天麻、菊花、炒蒺藜、僵蚕、生龙骨、生牡蛎以助平肝熄风之力,六君子汤法以运脾和胃,参入葛根升发清阳。路老认为眩晕之作,与五脏相关,而肝和脾胃最为密切。其风、火、痰、虚四者,风火主于肝,痰主于脾胃,虚则有肝、脾、肾之别,由此可见,肝和脾胃是本病最关键的病位所在。肝属木,主动主升,体阴用阳,为将军之官,其性刚;脾胃属土,脾为阴土,胃为阳土,脾享坤土之德,性柔顺则静,胃亦喜濡润,故二者以柔为主。其为病也,肝木常刚强太过,时时升动,为阳亢、为风火,好为他脏之贼。土则柔顺,易为木克,故二者关系多表现为木旺土虚。治疗上当抑木扶土为大法,使刚柔相济、动静和宜,以归于平。(杨利,路洁,路喜善,等2012年第12期《世界中西医结合杂志》)

## 聂惠民治疗眩晕验案1则

### 验案

要某,女,57岁。主诉:头晕心慌5年余。伴失眠、健忘、胸痛,舌淡、苔薄黄,脉沉细。属气血双亏、风痰上扰之轻证。治宜补益气血,化痰熄风。

处方:党参 15 克,麦冬 15 克,白芍 15 克,郁金 10 克,天麻 8 克,黄芪 15 克,鸡血藤 15 克,栝楼 15 克,炒酸枣仁 15 克,香附 10 克,五味子 3 克,夜交藤 12 克,柏子仁 12 克,川芎 3 克,丹参 15 克,延胡索 10 克。7 剂,每日 1 剂,水煎服。

服药 7 天后,患者症状明显减轻。本方略做调整,继服 7 剂,眩晕心慌消失,其他症状亦有好转。

【诊疗心法要点】方中党参、黄芪补气升清,使清阳上充于脑;麦冬、白芍、丹参、鸡血藤养血调血;川芎、延胡索活血化瘀。聂师补血必于动中求补,六药合用,补血活血,使气血充且运行于上。栝楼、郁金、天麻化痰熄风;炒酸枣仁、柏子仁、夜交藤养心安神;香附理气疏肝,使全方补而不滞。本方的奇妙之处在于天麻与五味子的配合使用,中医常云:"无风不作眩",故以天麻平肝熄风,治疗眩晕,乃是常用之法。但天麻配合五味子,一平降一内敛,明显增强了治疗眩晕的疗效。这种平熄内风与酸敛内收并用,实属聂师的独创。五味子酸收内敛之功还有一定的镇静安神作用,所以五味子配天麻治疗眩晕,常常效如桴鼓。(李献平,郭华 2005 年第 5 期《中医药通报》)

## 裘沛然治疗眩晕验案 2 则

### 验案 1

王某,男,58 岁。1981 年 12 月 11 日初诊。患者素有高血压症,血压常在 180~190/100~110 毫米汞柱,屡服凉血、平肝、潜阳之剂,无效验。自述头脑眩晕已历 3 年,两目视物昏糊,时有耳鸣,有时夜寐不宁,心中常有悸动,苔白腻、舌质淡而胖,脉沉细。此少阴病水气上凌为患。拟真武汤加味。

处方:熟附块 12 克,生白术 15 克,生白芍 15 克,茯苓 15 克,煅磁石 30 克,牡蛎 30 克,桂枝 9 克,车前子 10 克(包煎),生姜 3 克。3 剂。

二诊(12月14日)：药后眩晕已减，心悸未痊，夜寐不宁。原方桂枝改为15克，加酸枣仁12克、制半夏12克。2剂。

三诊：血压降至160/80毫米汞柱，诸证均好转，仍以前方续服5剂而愈。

【诊疗心法要点】真武汤原为治疗少阴病阳虚水停而设，临床上并可治疗慢性肠炎、肾炎、心源性水肿、耳源性眩晕等属脾肾阳虚、水湿内停的各种内伤杂病。患者虽有眩晕等类似肝阳上亢之症，但脉见沉细、心悸、舌质淡胖等，乃是肾阳衰微、阳不化气、水气上凌之症。故用真武汤温阳利水，加牡蛎以泄水气，煅磁石以养肾、明目聪耳，两药相配，并有安神镇静作用。二诊、三诊时以心悸动、夜寐不安为重点，故加重桂枝剂量以加强温通心阳的作用，并加入酸枣仁养心安神，制半夏燥湿降逆。（王庆其1992年第3期《中国医药学报》）

验案2

马某，女，24岁。1969年11月27日初诊。患者头眩甚久延不愈，腰酸而冷，胃纳不香，耳鸣。舌淡，脉沉细。先生辨为肾阳虚、阴寒甚，用补阳散寒法。

处方：熟地黄24克，白术15克，黄芪18克，细辛10克，煅磁石24克，当归12克，独活10克，续断10克，桑寄生10克，桂枝10克，制附子10克。2剂，水煎服。

二诊(12月2日)：药后头眩、腰酸减轻，胃纳亦香。再以前法出入。

处方：制附子10克，白术15克，黄芪18克，熟地黄24克，桂枝10克，细辛10克，独活10克，狗脊10克，桑寄生10克，天仙藤12克，红花6克。3剂，水煎服。

三诊(12月8日)：上症轻减。去黄芪、桂枝、独活、天仙藤，加当归、白芷、陈皮。6剂，水煎服。

【诊疗心法要点】先生治阳虚阴寒的眩晕，温阳散寒，常用近效术附汤、真武汤出入。其中制附子、白术、黄芪、桂枝是主药，或加熟地黄、当归和血，或加泽泻、茯苓化饮，或加龙骨、牡蛎、磁石镇潜，或加酸枣仁、远志安神。本例因兼见腰酸等，故用独活、桑寄生、狗脊、续断等强固腰脊之品。（陆寿康 2012 年第 10 期《中医杂志》）

## 田玉美治疗眩晕验案 1 则

### 验案

张某，男，55 岁。2012 年 7 月 10 日初诊。眩晕 1 年余。10 年前体检发现糖尿病，近 1 年来时发头晕，眼前一过性黑点，精神不佳，腰部酸痛，双下肢瘙痒，颈项僵硬，口苦，便溏，纳寐可，舌红少苔，脉弦细。既往有糖尿病、高血压、腰椎间盘突出病史。辨证属水不涵木证。拟方六味地黄丸合半夏天麻白术汤加减。

处方：生地黄 15 克，山茱萸 10 克，山药 20 克，泽泻 15 克，牡丹皮 15 克，茯苓 15 克，天麻 15 克，夏枯草 30 克，炒白术 15 克，法半夏 10 克，焦山楂 20 克，葛根 15 克，薏苡仁 30 克，补骨脂 20 克，炒杜仲 20 克，桑枝 30 克，冬葵子 10 克。14 剂，水煎服。

二诊（7 月 24 日）：眩晕减轻，服药后大便成形，舌红少苔，脉弦细。上方去法半夏 10 克、炒白术 10 克，加金毛狗脊 10 克、白鲜皮 15 克、地肤子 15 克。14 剂，水煎服。

三诊（8 月 10 日）：眩晕明显减轻，腰部酸痛、颈项僵硬减轻，舌红少苔，脉弦细。上方去金毛狗脊。14 剂，水煎服。

四诊（8 月 24 日）：眩晕基本消失，腰部酸痛、颈项僵硬明显减轻，瘙痒减轻，复查血糖、血压控制良好，纳寐可，二便调，舌红、苔白，脉细。续守上方去葛根，加天花粉 15 克。14 剂，水煎服。

【诊疗心法要点】本病属于中医眩晕的范畴，辨证属水不涵木证，以眩晕日久不愈，精神不佳，腰膝酸软，健忘耳鸣，两目干涩，夜尿频数，舌红少苔，脉弦细为辨证要点。本案患者虽以阴虚阳亢为主，但亦兼有肾阳虚，腰为肾之府，故腰部酸痛、眩晕除有肝阳上亢之因外，亦兼夹有痰饮，阻碍清阳上达，故眩晕。故田老以六味地黄丸合半夏天麻白术汤合泽泻汤合青蛾丸加减,以六味地黄丸滋养肾阴,滋水涵木,半夏天麻白术汤合泽泻汤化痰饮,定眩晕,青蛾丸温肾阳,强腰膝,加夏枯草助天麻平肝定眩,加葛根、薏苡仁舒筋活络,治颈项僵硬,金毛狗脊温补肾阳,既治腰痛又治颈项僵硬,桑枝、冬葵子为田老治糖尿病必用之经验药对,且桑枝能舒经活络、生津液、治瘑痒,加白鲜皮、地肤子清热燥湿止痒,加天花粉生津止渴,诸药合用,标本同治。(李云海2013年第9期《辽宁中医杂志》)

## 徐经世治疗眩晕验案1则

### 验案

王某,75岁。2010年3月11日初诊。患者诉反复发作双目胀疼伴眩晕20余年,近半年症状逐渐加重,每因体位改变而致眩晕,下午及晚间尤甚,严重时可伴有恶心欲呕,半年来一直坚持服用中药治疗,但疗效甚微。观其口干欲饮,舌红少苔、舌中有裂纹,脉弦细数。此乃肝肾阴虚,内风上扰所致。拟予柔养下元、平肝熄风为治。

处方:北沙参20克,熟女贞15克,石斛15克,远志10克,杭白芍30克,生石决明30克,天麻15克,清半夏12克,茺蔚子15克,代赭石15克,竹茹10克。10剂,水煎服。

二诊:药后双目胀痛、口干等症有所减轻,但眩晕如前,患者诉其静坐则眩晕不得,唯活动后眩晕即起。原方去生石决明、清半夏、远志、茺蔚子,加用煨葛根25克、山茱萸15克、五味子10克、炙龟板20克,覆盆子15克。再进10剂。

三诊:患者诉药后眩晕大减,嘱原方加量制成膏剂续服,以兹巩固。

【诊疗心法要点】眩晕,或因外感六淫,或因七情内伤,然临床见之以七情内伤为多,言其致病机制,又多系本虚标实、上实下虚;而上实不外风、痰、火,下虚不外气血阴阳。其病变脏腑以肝、脾、肾为重点,三者之中又以肝肾为主。肝为风木之脏,体阴而用阳,其性刚劲,主动主升,若阳盛之体,阴阳平衡失所常,阴亏于下,阳亢于上则见眩晕,或肾阴素亏,不能养肝,水不涵木,木少滋荣,阴不维阳,肝阳上亢,肝风内动,发为眩晕。本案病患,年近八旬,肾阴渐衰,加之操劳过度,耗伤精液,遂致水不涵木,龙相之火妄动,蒙生内风,而见眩晕、双目胀痛,前医虽以滋阴、活血、化痰、熄风等法治之而罔效。徐师先以柔养下元、平肝熄风之法调之,其双目胀痛虽有转愈之势,然眩晕如前未减;二诊时,徐师敏锐地抓住眩晕静坐不得,活动即起,且以下午及晚间为甚之主诉,随即加入山茱萸、五味子、覆盆子等酸敛之味以收摄,炙龟板介类以潜降。方中另有煨葛根一味,徐师常用之以治疗眩晕患者。然其性升,若用之于肝风上扰、蒙蔽清窍而致眩晕者,则嫌其有升阳之弊,故徐师临床常配用代赭石而制其弊。两药合用,取其一升一降、调节内环、平衡升降之功,前贤有云:"升清可以降浊,欲降必先升之。"先生制方用药如此,取效之例,堪为师法。(郑勇飞,陶永,张国梁,等2013年第7期《辽宁中医杂志》)

## 颜德馨治疗眩晕验案2则

### 验案1

梅某,男,40岁。诉眩晕年余,血液检查发现红细胞$6.2 \times 10^{12}$/升,血红蛋白185克/升,红细胞压积0.56;B超见左侧肾囊肿有增大趋势;骨髓象示核细胞明显增生活跃,粒细胞系统有空泡等退行性变,巨核系统有轻度增多,嗜酸性偏高。诊断为继发性红细胞增多症。迭经医治罔效。初诊:眩晕每发则面部潮红,有灼热感,头胀如裹,口干欲饮。舌紫红、苔薄腻,脉细涩。肝肾阴虚,肝阳夹痰湿、乘风火,上干头面。火郁者发之,木郁者达之,用镇潜苦寒降逆之品俱不为功者,乃不明缘由,杂施方药,当疏肝解郁,化痰理湿,宣畅营卫。

处方:钩藤 15 克,杭菊炭 9 克,虎杖 15 克,生山楂 15 克,牡丹皮 9 克,桑叶 9 克,薄荷 4.5 克,白薇 9 克,地骨皮 9 克,赤芍 9 克,白芍 9 克,川楝子 9 克,麦冬 9 克,枸杞子 9 克,黑山栀 9 克,黄芩 9 克。14 剂,水煎服。

二诊:头晕逐渐减轻,实验室检查各项指标均有下降倾向。面部潮红依然,舌红、口苦,脉弦。血实者决之,方拟抵当汤加减。

处方:三棱 9 克,莪术 9 克,生蒲黄 9 克(包),桃仁 9 克,大黄 9 克,水蛭 3 克,牡丹皮 9 克,赤芍 9 克,水牛角 30 克(先煎),生地黄 15 克,牛膝 9 克,玉泉散 15 克(包),知母 9 克。14 剂,水煎服。

药后,眩晕、面部赤热均除,实验室检查已正常。

【诊疗心法要点】本案主症为眩晕、面部潮红,其发乃由气血失宣所致,尤要联系到微观之红细胞计数、血红蛋白及红细胞压积,都具有血实之征。方中牡丹皮、桑叶代柴胡,出自《叶案存真》,柴胡劫肝阴一语有一定道理,木郁、火郁已伤阴,就不得再投柴胡。桑叶配杭菊炭、钩藤,辛凉柔发;牡丹皮伍白薇、地骨皮,轻清宣疏;黄芩、黑山栀清少阳之郁火,川楝子、麦冬滋厥阴之伏热,虎杖、生山楂降脂利胆,合之则成清泻、疏达、宣化之妙用。故首诊药后眩晕见减,实验室指标改善,良有以也。二诊以抵当汤法合犀角地黄、玉女煎,血实决之,剿其邪主入手,故获良效。(屠执中 1997 年第 5 期《中医杂志》)

验案 2

俞某,女,54 岁,职工家属。患者诉近半年来在无明显诱因情况下出现头目眩晕,甚则昏厥,持续半小时左右,伴肢体抖动,心悸惕惕。检查心电图及脑电图均正常。迭进平肝潜阳化痰之剂,罔效。于 1988 年 12 月 14 日收入病房,经 X 线摄片提示第 5 颈椎肥大性改变,遂请颜师会诊。刻诊见:眩晕时作,胸闷心慌,胃脘不适,面色萎黄少华。脉细软,舌淡红、苔薄白。年逾半百,气血已衰。瘀血阻滞,清阳不升。治当益气升阳,活血化瘀,益气聪明汤加味。

处方:黄芪 12 克,葛根、蔓荆子、白芍、党参、通天草各 9 克,清炙甘草2.4克,细辛、化橘红、炒升麻各4.5克,水蛭粉1.5克(另吞)。4剂,水煎服。

药后眩晕减轻,昏厥未作,上方去化橘红,续服10余剂,治愈出院。门诊随访,未见复发。

【诊疗心法要点】头为诸阳之会,若因清窍空虚,外邪得以入踞脑户,阳气被遏,气血运行受阻,瘀血交滞不解,则眩晕缠绵难愈,或因外伤跌仆,瘀血停留,阻滞经脉,清窍失养,亦致眩晕。《医学正传·眩运》云:"外有因坠损而眩晕者……是宜行血清经,以散其瘀结。"颜师则喜以通窍活血,辛香温化,常用通窍活血汤重用川芎,加入通天草、水蛭粉等以加强破血之力。脾胃同居中州,为一身气机之枢纽,敷布精微于全身,脾升则健,胃降则和,若脾胃功能失常,水谷精微无以化纳,气血生化乏源,升降之机紊乱,清阳之气不能上荣,则为眩晕。颜师谓:眩病由于气虚者,多由清阳不能上升,当升阳补气,《证治准绳》益气聪明汤最为合拍,药用黄芪、党参、炒升麻、葛根、蔓荆子、细辛等,或用补中益气汤加减。该例患者年逾半百,眩晕半年,甚则昏厥,面萎少华,虽经平肝潜阳之剂无效,可知病机非独在肝。颜师辨证重在益气升阳,加入化瘀之品,诸证遂减。可见中医治病,贵在辨证,切忌胶柱鼓瑟。(吕立言 1989 年第 10 期《江苏中医》)

## 张琪治疗眩晕验案 1 则

### 验案

卢某,女,32 岁。1991 年 12 月 6 日初诊。以"眩晕、耳鸣,步态不稳 2 年余"为主诉就诊。诉因病情严重,步态不稳而中止工作 2 年余。曾就诊几家医院,多以重症神经官能症诊断,采用中西药多种治疗而无明显效果,遂请张老诊治。刻诊:头昏晕,耳鸣如蝉,目花,视物如蒙纱。精神萎靡,步态不稳,气短,食少纳呆,周身乏力,心烦而悸,夜寐多梦,面色无华,舌质淡、苔红薄黄,脉见沉弱。证属中气不足,清阳不升,风热上扰。治宜益气升阳,佐以祛风清热为法。投以益气聪明汤加味。

处方:黄芪 30 克,白术 20 克,升麻、葛根、白芍、黄柏、天麻、五味子、蔓荆子、红参各 15 克,甘草 10 克。11 剂,每日 1 剂,水煎服。

二诊:眩晕、耳鸣大减,气短乏力明显好转,食纳增加,面色转润。舌边红、苔薄白。脉沉但较前有力。仍时有心悸心烦,睡眠不实。此为中气渐充,清阳得升,但虚火仍存,略有痰蕴,嘱上方加酸枣仁 20 克,远志、菖蒲各 15 克。6 剂,水煎服。

三诊:眩晕、耳鸣证心悸诸证基本消除,睡眠转佳。遂停上方,嘱服补中益气丸巩固。后正常上班。

【诊疗心法要点】本例眩晕属中气不足、清阳不升所致。张老对于此类眩晕常以《证治准绳》益气聪明汤加减施治,每获良效。方中红参、白术、黄芪益气补中;升麻、葛根、蔓荆子鼓胃中阳气上行而兼清上扰之风热;白芍敛阴和血;五味子安神;天麻祛风;黄柏滋肾泻火;甘草调和诸药。心烦不寐加酸枣仁;挟痰加菖蒲、远志。诸药相合,共奏益气升阳、清热散风、安神定脑之功。(朱永志,朱淑梅 1994 年第 3 期《辽宁中医杂志》)

## 眩晕妙方

### 李振华治疗眩晕验方 2 则

**验方 1：养阴止眩汤**

【药物组成】蒸何首乌、白芍、枸杞子、牡丹皮、磁石、天麻、细辛、蝉蜕、郁金、石菖蒲、炒栀子、甘草。

【主治】眩晕属肾阴亏虚、肝火上逆证者。症见突然发作旋转性眩晕，每因劳倦或失眠后发作，自觉房屋和床都在旋转欲倒，视物时眩晕更甚，同时伴有恶心、耳鸣，反复发作可引起听力减退。平时伴有头晕耳鸣、腰膝酸软、失眠多梦等症。舌苔薄白、舌质红，脉弦细。

【临证加减】肝旺者加龙胆草、菊花；便秘者加草决明；失眠者加夜交藤、合欢皮。

**验方 2：祛痰止眩汤**

【药物组成】白术、茯苓、泽泻、橘红、半夏、厚朴、郁金、石菖蒲、天麻、细辛、菊花、蝉蜕、炒栀子、甘草。

【主治】眩晕属痰湿阻滞、肝火上炎证者。症见突然发作旋转性眩晕，自觉房屋和床都在旋转欲倒，视物时眩晕更甚，并伴有头部沉重，口干口苦，食欲不佳，不欲多饮。舌苔白腻、质边红。脉滑数。

【临证加减】肝火旺盛者加龙胆草、菊花、钩藤；便溏者加泽泻、薏苡仁；恶心、呕吐者加竹茹、藿香、白豆蔻、佛手；胸闷者加枳壳。

（张正杰，李振华 2010 年第 1 期《河南中医》）

# 刘志明治疗眩晕验方 3 则

## 验方 1：泻肝汤

【药物组成】龙胆草 6 克，山栀子 9 克，青子芩 10 克，青黛 3 克（冲服），全当归 6 克，生地黄 12 克，白芍 12 克，醋柴胡 6 克，同时配合升麻、桑叶、薄荷等清轻宣散之品。

【功效】清肝泻火，舒肝养阴。

【主治】肝火炽盛之眩晕。临床常见于青壮年阳盛火旺之体，表现为口干口苦，面红目赤，舌质红、苔黄，脉弦数。

## 验方 2：补肾生髓汤

【药物组成】熟地黄 15 克，当归 12 克，白芍 9 克，阿胶 12 克（烊化），川续断 12 克，桑寄生 12 克，桑椹 15 克，党参 12 克，珍珠母 24 克，酸枣仁 9 克，茯苓 12 克，甘草 6 克。

【功效】补肾填精，养髓止眩。

【主治】肾精不足之眩晕。临床表现为头晕日久，精神萎靡，耳鸣健忘，头重脚轻，腰膝酸软，遗精阳痿，舌质淡红，脉象沉细。

## 验方 3：补虚益损定眩汤

【药物组成】怀地黄 15 克，怀山药 10 克，枸杞子 12 克，山茱萸 12 克，菟丝子 9 克，牛膝 24 克，杜仲 10 克，川续断 9 克。

【功效】平补阴阳，养脑定眩。

【主治】阴阳两虚之眩晕。临床常表现为头晕空痛，精神萎靡，少寐多梦，健忘耳鸣，腰酸遗精，齿摇发落。偏阴虚者，颧红咽干，烦热形瘦，舌嫩红、少苔，脉细数；偏阳虚者，四肢不温，舌质淡，脉沉细无力等。

【临证加减】偏于阳虚者加鹿角胶、肉桂，偏于阴虚者加龟板、猪脊髓、炒山楂、炒麦芽、炒神曲。（刘如秀，周小明，展慧慧，等 2009

## 吕景山针灸治疗眩晕验方 4 则

**验方 1**

【取穴】①二间、厉兑;②百会、风府;③风池、水泉;④太冲、太溪。

【治则】平肝潜阳,补益肝肾。

【主治】肝阳上亢之眩晕。症见眩晕耳鸣,头痛头胀,每因恼怒、烦劳病情加重,急躁易怒,少寐多梦,苔黄,脉弦。

【方义】二间为大肠经荥穴,乃本经脉气所溜,为荥水穴,又是本经子穴(大肠属金,金能生水,故二间为本经子穴),善清上焦邪热(引邪热从大肠而解),厉兑为胃经井穴,乃本经脉气所出,又是本经子穴(胃属土,土能生金,故厉兑为胃经子穴),有疏泄阳明邪热、清泻胃火之效,二穴伍用,相互促进,有金水相生之妙,善清上焦邪热,祛风明目,消胀止痛之力益彰;百会为督脉腧穴,位于头顶正中,内为元神之府所居,有健脑宁神、熄风开窍之功,风府亦为督脉腧穴,穴居脑后,有调元神、利气机、清神志之效,百会以平肝为主,风府以熄风为要,二穴伍用,调理气机、醒神开窍,平肝熄风益彰;风池为胆经腧穴,穴居脑后,既是风邪汇集、入脑的要冲,又是熄风明目的要穴,水泉为肾经郄穴,有疏调气机、滋肾平肝之效,风池以散邪为上,水泉以扶正为要,二穴伍用,一补一泻,补不滞邪,散不伤正,相互制约,相互为用,祛风明目、滋水平肝之力益彰;太溪为肾经输穴、肾之原穴,有滋肾阴、退虚热之功,太冲为肝经输穴、肝之原穴,有理气活血、平肝熄风之效,太溪突出一个"补"字,太冲侧重一个"泻"字,二穴伍用,一补一泻,相互制约,相互为用,相互依赖,相互促进,滋肾平肝,移盈补亏,清上安下,熄风明目之力益彰。

【操作】二间直刺 0.2～0.3 寸,厉兑从前向后斜刺 0.1～0.2 寸,不做任何手法,留针半小时即可起针;百会沿皮刺 0.5～0.8 寸,属实证者,三棱针点刺放血,风府直刺 0.5~1 寸,切勿向上斜刺;风池针尖对准鼻尖刺 0.5~1.2 寸,令针感向侧头、前额、眼区放散为度,水泉直刺 0.3~0.5 寸;太溪直刺 0.3~0.5 寸,针刺用补法,太冲直刺 0.5~1 寸,针刺先泻后补。

## 验方 2

【取穴】①中脘、丰隆;②风池、丰隆、合谷。

【治则】调和脾胃,化湿祛痰。

【主治】痰湿中阻之眩晕,症见头重如蒙,胸脘痞闷,恶心呕吐,食少多寐,苔白腻,脉濡滑。

【方义】中脘为任脉腧穴,位于上腹,内与胃相应,有调升降、理三焦、促健运、化湿滞之功,丰隆为胃经络穴,有和胃气、降浊逆、化痰湿、清头目之效,中脘以健运为主,丰隆以降浊为要,二穴伍用,相互促进,相互为用,调和脾胃,化湿祛痰益彰;风池同前,丰隆同前,合谷为大肠经原穴,有理气化痰、清头明目之效,三穴同用,和中除眩之力益彰。

【操作】中脘直刺 1~1.2 寸,以得气为度,丰隆直刺 1~1.5 寸,施以同步行针法;风池同前,丰隆同前,合谷直刺 1~1.2 寸,在得气的基础上,施以同步行针法。

## 验方 3

【取穴】①百会、足三里、三阴交;②风池、脾俞、胃俞。

【治则】调补脾胃,补益气血。

【主治】气血亏虚之眩晕,时常发作,动则加剧,劳累小发,肤色不荣,心悸失眠,神疲懒言,舌质淡,脉细弱。

【方义】百会同前,足三里为胃经合穴、胃下合穴,有健脾和中、升阳益胃、理气消胀之功,三阴交为脾经腧穴、足三阴经之交会穴,有补脾胃、助运化之效,百会为病所取穴,以升阳除眩,足三里、三阴交调补脾胃,以生气血,诸穴合参,标本兼治,其功益彰;风池同前,脾俞、胃俞为本脏腑精气输注的处所,以健运脾胃,运化水谷,化生

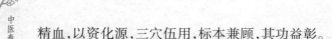

精血,以资化源,三穴伍用,标本兼顾,其功益彰。

【操作】百会同前,足三里直刺 1 ~ 1.5 寸,三阴交直刺 0.5 ~ 1 寸,针刺用补法;风池同前,脾俞、胃俞先直刺 0.3 ~ 0.5 寸,针刺用补法,再向脊柱方向斜刺 0.5 ~ 1 寸,留针 20 ~ 30 分钟。

## 验方 4

【取穴】①百会、涌泉;②天柱、养老;③百会、关元、肾俞。

【治则】补肾益精止眩。

【主治】肾精不足眩晕。症见耳鸣,失眠健忘,腰膝酸软,遗精滑泄,舌淡,脉细。

【方义】百会同前,涌泉为肾经井穴,有益肾降火之效,百会以升清为主,涌泉以清降为要,二穴伍用,一升一降,升降协和,滋肾平肝、熄风止眩力增;天柱为膀胱经腧穴,有调和气血、舒筋活络之功;养老为小肠经郄穴,有疏通络道、补肾益精之效。天柱以清上为主,养老以安下为要,二穴伍用,一上一下,同经相应,同气相求,通调经脉,调和气血,补肾益精之力益彰;百会同前,关元为任脉经小肠之募穴,是人生之关要,真气之所存,元阴元阳交关之所,有培肾固本、补益元气、调元散邪、强身防病之功,肾俞为膀胱经肾之背俞穴,是肾之精气输注的处所,有滋补肾阴、温补肾阳、益精填髓之效,三穴参合,协力为用,培补先天除眩之力益彰。

【操作】百会同前,涌泉直刺 0.5 ~ 1 寸;天柱直刺 1 ~ 1.2 寸,令针感上下传导为度,养老斜刺 0.2 ~ 0.5 寸,施以同步行针法;百会同前,关元直刺 0.5 ~ 1 寸,艾条灸 10 ~ 15 分钟,肾俞直刺 1 ~ 1.5 寸,针刺用补法,艾条灸 10 ~ 15 分钟。(吕景山 1990 年第 5 期《山西中医》)

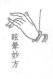

# 任继学治疗眩晕验方2则

## 验方1：育阴平逆汤

【药物组成】生地黄、麦冬、黄精、沉香、羚羊角、玳瑁、草决明、莱菔子、车前子、玄参。

【治则】育阴潜阳，镇逆平冲。

【主治】头晕属阴虚阳亢者，症见目眩，心烦善怒，口干，咽干，胸中烦热，胸闷，失眠多梦，腰酸软，心中不快，汗出，恶心，舌红少津，苔薄黄，脉多虚弦而数。

## 验方2：熄风敛阳汤

【药物组成】熟地黄、砂仁、蒺藜、羚羊角、天麻、钩藤、怀牛膝、龟甲、麦冬、白芍、女贞子。

【治则】滋阴敛阳，熄风降逆。

【主治】头晕属风阳上亢者，症见头胀，目胀，头围如带束紧感，肢麻，手震颤，睡卧口角流涎，颜面苍红，步履踏地如在地毯上行，时有烘热状，舌赤、苔白，脉多见虚弦或沉弦无力。（郑大为，孙晓天2013年第33期《中国医药指南》）